NIKKEI BUNKO 日経文庫

医療・介護問題を読み解く

池上直己

日本経済新聞出版社

まえがき

医療は誰にとっても身近な課題であり、また多くの方々が関心を持っています。ですが、それがかえって、医療問題の全容を理解するうえで障壁となっています。というのは、自分や家族の体験が焼きついているので、それ以外の医療場面を想定することが難しいからです。問題を解析する研究者も、自分の体験や立脚点に基づいて、とかく結論を導き出す傾向があります。

こうした現状に一石を投じるため、医療に内在する複雑な構造を、一つずつ分かりやすく解き明かすことを目的に、本書の元になった日経文庫『ベーシック医療問題』を16年前に刊行しました。同書の改訂2版（2002年）は介護保険の導入、改訂3版（2006年）は医療保険改革法案の成立、改訂4版（2010年）は政権交代の一因にもなった「医療崩壊」の報道の検証を中心に、それぞれ大幅に書き直しました。

今回、改訂5版を予定していましたが、ベーシック・シリーズの新刊の出版がなくなったことを受けて、題を『医療・介護問題を読み解く』に改め、内容を一新して刊行することにしました。この題は、医療と介護の一体改革が大きな政策課題になったことを受けてつけました。医療と介護に対しては、財政を再建するために構造改革が迫られていますが、それが適切に行われるように、それぞれの基本的な枠組みと歴史を踏まえて執筆しました。

著者は、改訂4版が刊行されてからの4年間、日本の医療を諸外国に理解してもらうための活動に当たりました。英国の医学雑誌 Lancet における日本特集（日本語版 url: http://www.thelancet.com/japan）や、日本政府と世界銀行による日本及び10カ国における国民皆保険に関する書籍『包括的で持続的な発展のためのユニバーサル・ヘルス・カバレッジ：11カ国の研究の総括』（日本語版 url: http://www.jcie.or.jp/japan/pub/publst/1453.htm）及び『同：日本からの教訓』（日本語版 url: http://www.jcie.or.jp/japan/pub/publst/1452.htm）（いずれも無償ダウンロード可能）の編集・執筆にそれぞれ関わり、また後者の一環で世界各地の有識者と意見交換し、医療施設を訪問する機会にも恵まれました。

こうした活動を介して、医療の持っている特異性を改めて認識し、それを受けて初版以来、ほとんど手を入れなかった第1章「医療問題の構造」を大幅に書き直しました。その際、医師の特性と政府の役割についても、諸外国における具体的な事例を交えて解説しました。こうした医療の基本構造を理解しないと、日本の複雑な医療構造や医療改革の課題は理解できませんので、本章から順に読むことをお勧めします。

第2章の「日本の医療」では、保険制度と医師・医療機関を歴史的に展望し、そのうえで医療保険から医療機関へのお金の流れを規定する「診療報酬」制度について解説します。現状の分析と同時に２０１２年までに行われた制度改革の概要にも言及しました。執筆するに当たり、著者らが編著した前述の世界銀行の国民皆保険に関する編著を参照し、その中から薬剤費等のデータ等も転載しました。

第３章の「医療改革の課題」は、保険料・税による財源の確保と、提供体制の再構築について、２０１３年８月に発表された社会保障制度改革国民会議の報告書、及びそれを踏まえた法案等を解説後、著者の改革私案を提示します。また成長戦略の分野にもなっている健康医療問題、及び著者が長年にわたって取り組んできた終末期医療についての研究成果についても触れます。

第４章の「介護保険の概要と改革の課題」は、医療との関係、及び施設から在宅への流れにおける課題を整理し、それぞれに対する改革私案を提示します。高齢化の影響は、医療よりも介護の方が大きく、介護費はますます増えますので、福祉政策や住宅政策とも整合性をもって対応する必要があります。一方、経営者にとっては大きなビジネスチャンスとなりますので、制度の仕組みを理解するうえで役立てば幸いです。

著者は２０１４年度末で定年退職しますので、本書を特別な思いで執筆しました。大学に在籍しながら、国や地方、及び病院団体の政策研究に関わり、また大学病院の運営にも微力ではありますが関わりました。その結果、政策立案者の意図と現場の対応との間には大きな乖離があり、政策を立案・実施する際は、この点に十分留意しなければいけないことを改めて認識しました。

本書は入門書であるゆえ細部の説明を割愛し、また専門用語を日常的な言葉に置き換えている個所があることをお断りします。医療・介護問題にさらにご興味を持たれた方は、関連の拙著をご参照ください。

池上　直己

2014年4月

医療・介護問題を読み解く――〔目次〕

第2章　日本の医療――歴史的な背景と構造上の課題　67

第3章 医療改革の課題――国の対応と筆者の対案 131

第1章

医療問題の構造

——特殊性を理解する

医療問題に取り組むための第一歩は、医療の特殊性と医師の特性を理解することです。それを踏まえて、政策上の普遍的な課題を、患者から医療機関、国民から保険者・政府、保険者・政府から医療機関へのお金の流れを捉えることでわかりやすく提示し、それぞれについて解説します。

1　医療のどこが特殊なのか

(1) 平等に提供する

国の社会保障に対する責任は、憲法25条に記されている通り、「健康で文化的な最低生活を保障」することです。それなのに、なぜ医療だけは「いつでも、だれでも、どこでも」医療を受けることが国民の権利として認識されるようになったのでしょうか。第一に、人の命は法の下で平等である以上、適切な医療を受けられないため、亡くなるような事態を社会として容認できない、という規範的な理由があります。

しかし、それだけではありません。第二に、社会の安定があります。病気になり、生命に関わる場合、患者と家族は自己破産してでも医療を受けようとします。他の分野ならば、身の丈にあったサービスを選ぶか、受けずにあきらめますが、医療の場合はそうはいきません。

インターネットの普及により、どんな治療方法があるかを簡単に検索できます。治る可能性がありながらお金のために断念する事態に追いこまれれば、死んでも死に切れません。こうした理由で、多くの開発途上国において、また平等な体制でないアメリカにおいても、健康問題が貧困化の最大要因であり、社会不安の要因となっています。

第三に、年金の場合は基礎年金を1階、厚生年金を2階、企業年金を3階に制度を設計し、支払った保険料を年金額に反映できますが、医療保険の場合は「基礎部分」を規定するのはきわめて難しいです。というのは、年金はお金だけの問題ですが、医療の場合は「基礎部分」において対象となるサービスや薬を仕分けなければならないからです。しかし、「基礎部分」に含めないことに対して社会的合意が得られるのは、一般に差額ベッド代と美容外科などに限られます。

こうした現状を受け入れず、自分が患者になった時に「平等」に取り扱われることに対して反発をおぼえる人でも、憲法の規定に従って「最低限」の医療を保障することには反対しないでしょう。ところが、そうなると問題は二つあり、その一つは「最低限」の医療を規定するのは、「基礎部分」の医療を規定するのと同様に難しい点です。ちなみに結果の「平等」に否定的なアメリカにおいても、生活困窮者の医療を保障する制度であるメディケイドは、州によって臨床的に適用する要件は異なりますが、有効性と安全性が検証された薬を原則的にすべてカバーしています。

もう一つの問題は、平等にこだわらなければ、医師・医療機関は医療サービスの料金を自由に設定できるので、「最高」のブランドとして認知された医師・医療機関の設定した料金と仕様が医療界の標準となって、全体のコストを押し上げることです。その結果、「最高」の医師・医療機関の請求する料金を払える人々はしだいに減少する一方で、それ以外の医師・医療機関からの医療に限られる人々は増えますので、医療費の高騰と格差の拡大が同時に進行します。こうした理由により、アメリカ以外の先進国は「最低」ではなく、「平等」を基本とした制度になっています。

しかしながら、平等を実現することも難しいことです。例えば「どこでも」医療を受けるようにするには、過疎地においても、都会と同じレベルの医療を保障する必要があり、そのためには生徒数が少ない過疎地域に分校を作り、教員を派遣するのと同じように、医療機関を設置し、医師・看護師などを派遣しなければなりません。さらにその住民が都市部の設備の整った病院を受診できる体制も整備する必要があります。

より難しい課題は、医療を平等に提供するためには、富裕者・健康者が貧困者・病弱者の医療費を払い、そのうえ貧困者と同じ水準の医療を受ける、という体制とすることに対して、どこまで支持が得られるかです。対象が子供であれば賛同は得られやすいですが、高齢者になるとより難しい課題です。その一つの理由は、高齢者の場合は、病気を治す医療とともに、生活を支援する介護サービスの必要性も高くなることにあります。

確かに介護においては、第4章で解説しますように平等は求められていません。しかし、正にこうした異なる基準が適用されるからこそ、医療と介護をそれぞれ別な制度にする必要があります。高齢者に対して医療と介護を一つの制度に統合しますと、高齢者とそれ以外の国民はそれぞれ異なる基準の医療が提供されることになります。年齢で分けることは一見公平なように見えますが、加齢現象には個人差が大きいので、ある年齢以上の者を一律に「高齢者」として扱うことは、医療における平等という特殊性に反します。

(2) いつ必要になるか分からない

人はいつ病気になり、その時、いくらお金がかかるか分かりません。確かに医療の中でも美容外科やお産のようにある程度計画的に貯金できる場合もありますが、一般にはマイホームの購入のように人生設計に合わせて対応することはできません。こうした不測の事態に対応するために、保険があります。保険者（保険を運営する組織）は、集められた（プールされた）保険料から、予め規定された保険事故（傷病）が発生した場合には給付（保険者からの支払）が行われます。

民間保険の保険料は、リスク（保険事故の発生する確率）と給付の内容によって決まります。例えば火災保険の保険料は、鉄筋より木造が高く、補償額が多いほど高いです。また、保険があればリスクに対する注意（火災保険なら防災努力）を怠る、というモラル・ハザードに対応するため、被害額の一定額まで免責する制度（保険者の保証責任を免じる）や事故があれば翌年の保険料を引き上げることなどによって対処されています。

公的な医療保険も、保険者はプールされた保険料から、加入者が病気になった時に給付する、という点では同じです。しかし、それ以外の点では表1－1に示すように大きく異なります。まず、医療の平等という特殊性に対応するため、保険料は所得が多ければ多く、少なければ少ないですが、給付は同じだけ受けます。つまり、基本となっているのは社会における相互扶助・連帯ですので保険料は応能負担が原則で、病気になるリスクや給付の内容ではありません。

次に、モラル・ハザードに対する対応も異なり、公的保険では患者に自己負担を求める場合でも、第3節で説明しますが、低所得者の受診が過度に抑制されないように負担額を抑制しています。また、病気になっても翌年の保険料の引き上げはなく、保険者は加入の継続を拒否できません。しかし、病気になってから加入することは許されず、加入する義務がありますので、自分で払うか払わないか決められないという意味では、公的保険の保険料は税金

表１－１　民間保険と公的保険

民間保険	公的保険
・営利会社が運営	・非営利の組織が運営
・保険料はリスクと応益（給付内容）に応じて負担	・保険料は応能（所得等）に応じて負担
・個人の自己責任が基本	・相互扶助・連帯が基本
・加入は各個人の判断、保険者は加入を拒否できる	・加入は強制で、保険者も加入を拒否できない
・モラル・ハザードを少なくするため免責額や事故後の保険料の引き上げ等の措置	・モラル・ハザードに対して患者負担を設けるが、受診が過度に抑制されないように配慮
・管理費は保険料の２～６割（宣伝が必要）	・管理費は保険料の３％（宣伝する必要ない）

と同じです。

最後に、保険者の管理費についても、民間保険では加入者を獲得するためには宣伝費等が必要なため、例えば日本のがん保険などの単独商品においては、保険料収入の6割以上にもなっています。これに対して、公的保険では宣伝費等が必要でないため、管理費の占める割合は、その20分の1である3％程度に留まります。つまり、医療における安心・安全を保証する方法として、民間保険は非効率な対応です。

公的保険に求められる要素を概念的に示すと、図1－1のようになります。X軸は国民が保険に加入している割合、Y軸は医療費のうち保険でカバーされる割合、Z軸は医療サービスのうち保険でカバーされる割合です。WHO（世界保健機構）はユニバーサル・カバレッジ（Universal Coverage）を達成するためには、それぞれの割合を高めなければいけないことを強調しています。

図1－1　皆適用に向けて

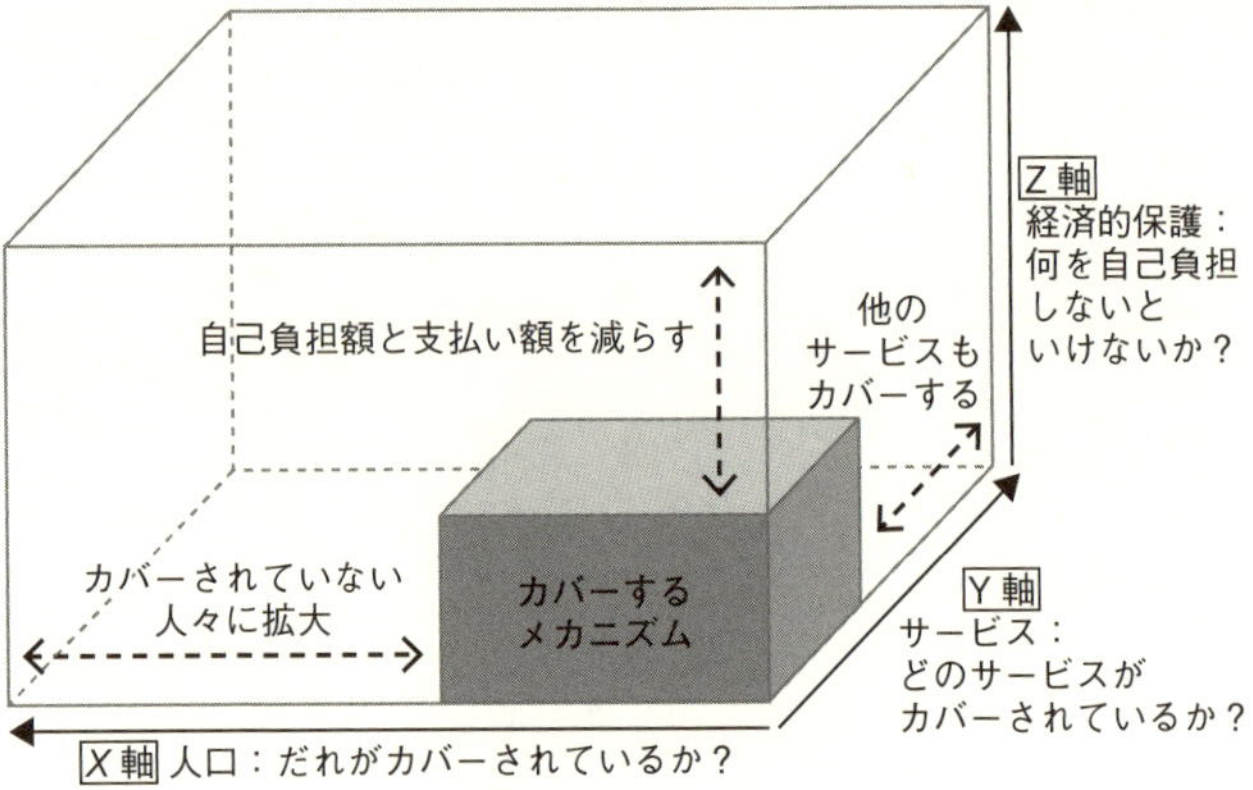

出典：World Health Report 2010より作成

こうした観点から、筆者は国民全員が保険に加入していることを意味する「皆保険」ではなく、保険が適用（カバー）となる範囲を表す「皆適用」という訳語を用いて、両者を区別しました。

「皆適用」が目標となる理由は、保険に加入していても、患者の自己負担する割合が高い、あるいは保険適応になっていない医療サービスの割合が高い場合には、依然として医療費によって貧困化するリスクがあります。つまり、WHOの目指す皆適用は、こうした医療費による貧困化をなくすことであり、そのためには医療を平等に提供する体制を構築しなければいけません。

(3) 患者と医師の情報ギャップ

医療においては通常の市場メカニズムが成り立ちません。なぜなら、通常の市場メカニズムがはたらく取引を行う条件として、売り手と買い手が同じ（対称な）情報を持っていることがあげられます。例えば大型テレビであれば、買いたいという気持ち（需要）が表れた時点で、どんな機種が自分にとって一番良いかは、メーカー（供給者）が作成したカタログを見たり、実際に画面を視たりしたうえで、価格と見比べて購入します。

しかし、医療の場合は需要側の患者の持っている情報は少なく、一般に供給する医師が持っている情報に頼らなければなりません。つまり、両者の間に情報のギャップ（非対称性）があるため、患者は自分が必要としている医療サービスの内容を、供給する医師に選んでもらわなければなりません。加えて買い手にとって決め手になる価格も、医療に求められる平等性と保険制度によって、サービスを決めるうえで通常、あまり考慮されません。

このように医療において市場メカニズムは基本的に成り立ちません。確かに医師の持っている情報を患者に提供し、それに基づいて患者が治療方法を選ぶことが一般的になりました。こうした「インフォームド・コンセント」は、例えば「狭心症の治療方法として、手術すれば症状はすっかりなくなりますが、5％程度の確率で手術中に亡くなる可能性もあります。しかし、このまま薬で治療しても、症状はだんだんひどくなるでしょう。これを踏まえて、あなたはどちらを選びますか」と分かりやすく説明し、患者が同意したうえで治療を進めます。

インフォームド・コンセントは、自分の健康と生命についての節目の判断は、やはり自ら決めるべきである、という考えに基づいています。そして、医師が患者に確認を怠った場合には、裁判で敗訴しています。しかし、ここでまず注目しなければいけないのは、医師が患者に判断を求めるのは、節目における判断に限られ、またそれぞれの選択肢についての情報を提供するのは、当事者でもある医師であるので、完全に中立な情報にはなり難いことです。

つまり、医師がどのような治療の選択肢を、どのような形で患者に説明するかは、医師の裁量に基本的に任されています。例えば手術のメリットあるいは薬のメリットについて、医師はそれぞれ中立的に説明しているつもりでも、どちらかに偏って行う可能性があります。こうした事態に対応するため、医師の治療方針の説明に納得できない場合には、別な医師の意見（セカンド・オピニオン）を求めることもできます。しかし、セカンド・オピニオンを求められた医師の持っている当該患者に関する情報量は、これまで診療に当たってきたファースト・オピニオンの医師と比べて少ないので、実際には追認されることが多いです。

さらに、たとえ医師がインフォームド・コンセントにおいて手術か薬かなどの選択肢を公平に提示できたとしても、一旦選んだ後の個々の検査や薬の選択は、医師に任されます。ネットによる医師・医療機関の情報についても同様であり、選ぶことができるのは受診先までです。つまり、スーパーで買い物をするように、患者が検査や薬を1品ずつ選ぶわけにはいかず、節目の選択に限られます。しかも、こうした節目の選択を行うことは、がんなどの時間的に余裕がある場合に限られ、脳卒中や心筋梗塞、あるいは交通事故など緊急の場合にはできません。

以上のように、医療には情報の非対称性があるため、圧倒的に多くの情報を持っている医師が、決定的に重要な役割を果たしています。こうした医師の特性については、次の第２節で解説します。

(4) 治療してみないと分からない

重い病状で入院し、元気になって退院したならば、医療の効果は自明です。しかし、実は効果の評価が難しいことが医療の特殊性の一つです。情報のギャップがあるため、患者は自分がどんなサービスを必要としているかの判断を、医師にほぼ白紙委任していると述べました。しかし、実は白紙委任された医師の方も、治るかどうかは分からないのです。医療を受ける患者の特性はそれぞれ異なるので、医師は同じ対応を行っても、治るかどうかは結果を見ないと分かりません。

図1-2　病気が治るとは？

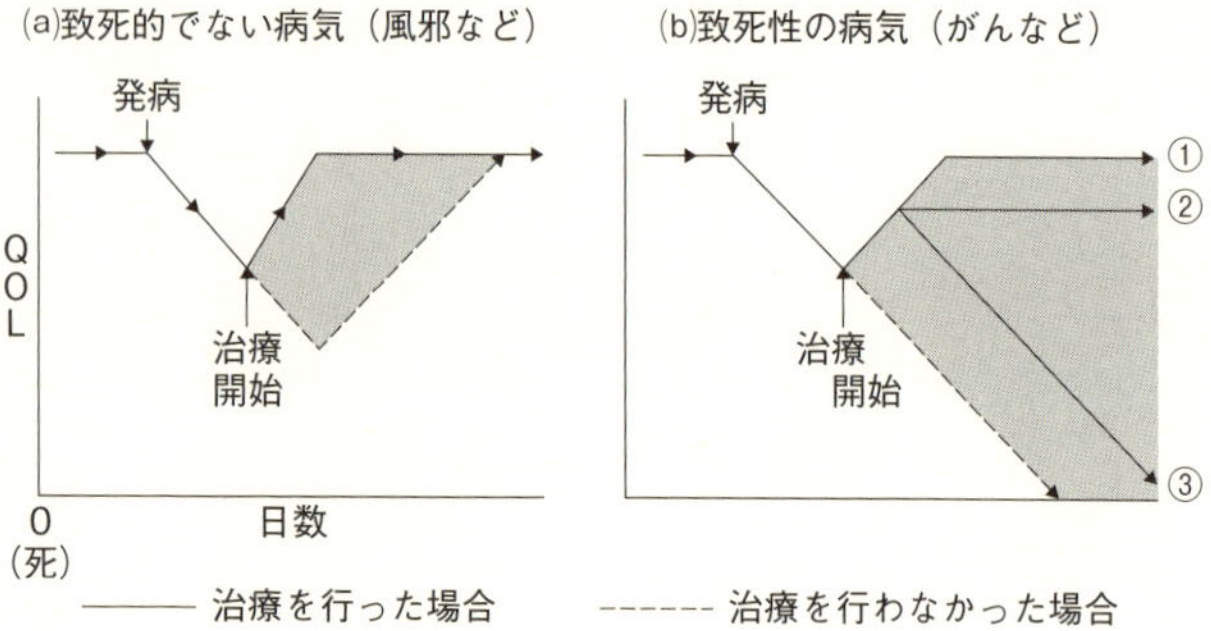

池上直己（1992）「医療の政策選択」

例えば風邪薬が効いたかどうかを考えてみます。薬が効いたのは、薬を飲んだ時にちょうど本人の状態が治りかけであったからかもしれないし、もともと本人に体力があって回復しやすかったからかもしれません。一方、その時の風邪のウイルスの強さによっても薬の効き方は異なってきます。つまり、患者が薬を服用すれば症状がよくなるかどうかは不確実で、医師にも断言できないのです。

図1－2は、医療の効果をモデル化して図示したものです。縦軸は患者のQOL（Quality of Life：「生活の質」、元気な状態を1・0とすれば、風邪で頭痛発熱があれば0・8と仮にします）を表しています。治療を行った場合の実線部分と行わなかった場合の点線部分とで囲まれた部分が、医療サービスにより得られた便益、つまり医療の効果ということになります。

(a)は風邪などのように放置しても自然に治癒する病気、(b)はがんなどのような死に至ることのある病気の場合です。(b)は、さらに①完全に治癒する場合、②完全には回復しないが一定のレベルまで治癒する場合、③一時的に少し回復するが死に至る場合―に分けられます。

これで見ると、医療の効果は大きいようですが、このグラフはあくまで想定であり、治療しなければ、点線部分のような悪い結果になったかどうかは分かりません。風邪の場合でも、(a)の点線のように放置した場合と比べて治療によって改善が早まったかどうか、あるいはがんの治療をしなかったら、(b)のいずれかの効果が現れなかったかどうかは断定できません。

それでは、こうした不確実な状況下で効果がある、あるいは旧来の治療方法よりも効果がある、とどのように判断されているのでしょうか。新薬の開発過程を例に説明しますと、以下の通りになります。

1. 試験管の分子・細胞レベルで効果のある化学物質を特定する
2. 同物質の効能を動物実験によって検証する
3. 健常者（フェーズⅠ）及び少数の患者（フェーズⅡ）で同物質を試用する
4. 「ランダム化比較試験（Randomized Control Trial（RCT））」（フェーズⅢ）という方法を用いて新旧の治療方法を厳密に比較する。具体的には患者を無作為（ランダム）に、A群、B群にそれぞれ分け、A群にはAという新しい薬、B群にはBという従来の薬を投与し、両群の治療成績を比べてみる。患者の特性や病気の程度による相違は、患者をA群、B群にランダムに振り分けることによって相殺されるので、新旧の薬の優劣を統計的に厳密に検証できる。

「ランダム化比較試験」を実施するためには、対象とする患者、治療の方法、治療結果の評価の方法を予め厳密に規定する必要があります。その結果、統計的に有意差がある、という結果がでても、それは実際の臨床場面における効果（effectiveness）ではなく、下記の通り実験室に近い環境下における効能（efficacy）を検証しています。

・対象となる患者の規定：合併症などのない患者だけを選ぶ
・治療方法の規定：厳密にプロトコール（手順書）に沿って薬の投与等を行う
・治療結果（アウトカム）の評価方法の規定：生存期間、Quality of life（ＱＯＬ、生活の質）、Patient reported outcome（ＰＲＯ、患者の報告する痛み等の程度）、検査値等の値

「ランダム化比較試験」は医学において科学的根拠が最も明確な方法とされています。しかし、同手法の限界は、第一に検証は統計解析の結果、新薬の方が旧薬よりも確率的に良く治ることを検証したに過ぎず、新薬で治らない患者もいれば、旧薬で治る患者もいます。

第二に、同試験は実際の臨床現場とはかけ離れた条件下で実施されます。参加できるのは

合併症などのない、規定の条件を満たした患者であり、その薬が実際に処方されることの多い高齢者などは一般に対象になりません。また、治療内容についても、「ランダム化比較試験」では硬直的に規定されていますが、実際に臨床で使われる場合は、患者の症状や訴えに対して弾力的に対応されています。したがって、同比較試験における「効能」の検証と、実際の臨床場面における「効果（effective）」とは別次元です。

こうした批判を受けて、新薬の販売後に「効果」を判定するための「臨床試験」を改めて行うこともありますが、治験のように厳密に条件を規定することはできません。メーカーがフェーズⅣとして行う場合と、医師主導で行う場合があり、後者の場合もメーカーからの支援が行われることが多いので、中立性に課題を残します。

第3に、アウトカムの選び方と評価方法によって、結果が大きく左右されます。例えば、鎮痛がターゲットなら、患者が評価する痛みに関するＰＲＯ尺度が使われますが、鎮痛剤の副作用の少ないことがターゲットであるなら、食欲不振などに関するＰＲＯも併用され、プロモーションに活用されます。なお、「ランダム化比較試験」は多額の費用がかかるため、一般には資本力のある製薬会社以外には実施することができません。

第3のアウトカム評価における恣意性を排除するため、総合的・客観的に評価するＱＯＬ尺度が開発されています。それは大きく分けて、がんなどの各疾病に特異的な尺度と、疾病万ポンド（350万～500万円）であると報告されています。

以上の方法には多くの課題があります。まず換算表の作成方法です。一般人口を対象に、5つの側面を組み合わせた各状態を提示し、「当該状態で10年生きることは、元気な状態に何年生きるのと同じ価値であると思いますか」とそれぞれ質問して得た回答を統計的に処理しています。例えば先に示した状態の換算値は0.4998と計算され、健康な状態で生きることのおよそ半分（約5年）という評価になりました。

このようにして換算表は、それぞれ想定された状態に対する一般国民の評価に基づいて作成されており、実際にその QOL の状態にある患者の評価によってではありません。しかし、イギリスでは医療費を負担するのは国民であるので、国民の価値観に基づいて決めるのが妥当な方法である、とされています。ちなみに各国で EQ-5D を用いる場合には、イギリスと同様に一般国民を対象に、その国に固有な換算表を作成することになっており、日本の換算表は『臨床のための QOL 評価ハンドブック』（医学書院, 2001年）に、EQ-5D の質問表と共に掲載されています。

しかし、新技術の効果を QALY に全て換算して評価することに対して依然として批判があり、イギリスでも終末期に用いる抗がん剤は単に生存年だけで評価されるようになりました。その理由は、終末期における数カ月の延命期間は、通常とは異なる意義があるので、質によって修正するべきではないという考え方にあります。

次に、薬の治療効果を、数年にわたって追跡し、QALY を計算して旧薬と比較することは実際にはできないので、いくつかの前提をおいてモデリングによって値を計算する必要があります。そのための定型的な方法が用意されていますが、その際に置かれたいくつかの前提、及び用いる方法について課題が残されています。さらに治験で EQ-5D を用いることは少なく、実際には当該疾病に特異的な QOL 尺度の評価結果を、EQ-5D の各段階に変換して評価していますが、どの変換方法を採用するかなどについても課題があります。

以上のように、EQ-5D を用いた経済評価には問題も多いですが、イギリスだけでなく、各国でも使用されており、国際標準となっています。なお、3段階の評価を5段階に改めた EQ-5D-5L が開発されており、日本でも換算表が作成されました。

コラム　医療の経済評価

医療の経済評価にはコストの分析など様々な目的や方法がありますが、最も注目されているのが、新しい医療技術を公的医療保険の給付対象とするか否かを決めるために行う分析です。その際、新しい技術（ほとんどの場合は薬）が、従来の技術と比べて効果は高いが、費用は多くかかる場合が課題となります。これに対応するためには、まずどんな病気の場合でも評価できる包括的なQOL尺度が必要です。

次に、包括的尺度の中でも、QOLを1次元に還元できる尺度が必要です。というのは、多次元のQOL尺度では、コストとの関係を分析できないからです。例えば身体面におけるQOLは向上したが、心理面におけるQOLは低下した新薬と、逆の効果を持つ旧薬の効果を比較できません。

このようにQOLの各側面を、死亡を0、完全に健康な状態を1とする連続量として、費用との関係を分析するのが、「費用効用分析」です。最も多く用いられるのは、医療経済学者の組織であるEuroQol（ユーロコール）が開発したEQ-5Dです。これについて説明しますと、第1にQOLの各側面を5つの質問によって評価します。5つとは、移動の程度（歩き回れるかどうか）、身の回りの管理（洗面や着替え）、普段の活動（仕事、勉強、家事、余暇など）、痛み／不快、不安／ふさぎ込みであり、それぞれ3段階で回答がなされます。

第2に、回答の各組み合わせを、0から1の値にそれぞれ換算する換算表が用意されています。例えば、移動はでき（1）、身の回りの管理もできる（1）が、普段の活動にはいくらか問題（2）があり、ひどい痛みや不快感（3）、及びひどく不安でふさぎこんでいる（3）場合の（1、1、2、3、3）に対応する値を、換算表で引きますと0.498です。

第3に、こうした各状態で、それぞれ生存した期間を乗じて、「質調整生存年」(Quality Adjusted Life Year, QALY)を計算します。例示した状態で1年生存した場合は、健康な状態のおよそ半分の価値ですので、QALYとしては約0.5年になります。

最後に、このように計算されたQALYによる治療結果を加重平均して、1 QALY増えるのに要した費用を計算します。費用が目安となっている閾値を越え出すと、給付の対象になることが難しくなっていきます。イギリスでは、閾値はおおよそ2万～3

を問わず使うことのできる包括的な尺度があります。前者の方が疾病の特異性を反映していますので、治療効果に関する患者の実感に対応します。一方、後者は異なる疾病間の効能を比較できますので、特にQOLの様々な断面を、一つの数値に還元する費用効用分析（Cost Utility Analysis、CUA）に用いられます。イギリスなどでは、それによる費用対効果の結果を典拠として、さらに経済評価では把握できない国民の価値観についてはヒアリング等を通じて集約したうえで、国民に提供するかどうかを決めています。

しかし、国として使用を認める場合でも、一律に認めるわけではなく臨床的要件によって対象患者の限定、メーカーの提示した価格の引き下げ、暫定価格による試用期間中の導入などの対応が行われています。

(5) 構造的に困難な課題

医療の特殊性のため問題の解決はおろか、把握をも難しくしています。第一に、医療は平等に提供するべきである、という建前に国民が賛成しても、高所得者・健康者としては、低所得者・病弱者の医療費のために徴収される金額は少ない方がいいです。その際、医療における平等に対して正面から反対しにくいので、医療を「効率化」する必要性や健康に対する自己責任を前面に立てて徴収額が増えることに反対します。

しかし、「効率化」は、本章の最後の節で述べますように、患者・医療機関・地域・国のいずれの立場に立つかによって異なる回答となります。健康に対する自己責任については、医療の第二の特殊性である不測性に対して民間保険が行っている対応によって確かに減らすことができます。例えば、前年病気をした場合には翌年の保険料を引き上げる、給付に対する免責制度（一定以下の低額あるいは逆に一定以上の高額の医療費を保証しない）を設けることができます。しかし、不可抗力で病気になる可能性がある以上、第一の特殊性である平等に対処するためには、受診抑制が過度にならないレベルに患者の自己負担額を抑える必要があります。

このように医療における平等と不測性という二つの特殊性だけでも、医療問題の解決を難しくします。それに第三の特殊性である情報の非対称性が加わると、通常の市場メカニズムはますます働かなくなります。つまり、サービスを選ぶ際に、情報のギャップがあるために、提供者である医師に任せる必要があるうえ、受け手である患者に過度にコスト意識を持たせないように制度を設計する必要があります。

こうした状況下においても、競争原理が働くようにするため、以下の方法が考案されました。患者自らが医師・医療機関を選び、価格を交渉する形で直接競争原理が働くことは難しいので、まず保険者が質の高く、価格の低い医師・医療機関を選びます。次に、国民が保険者を、保険者の契約した医師・医療機関や給付内容に基づいて選びます。その際、どの保険者を選んだ場合でも、保険料を応能負担の範囲にし、給付の内容が基本的に同じになるように規定すれば、医療における平等という特殊性に対応できるはずです。

ところが、現実には大きな問題があります。第一に、消費者が保険者を選べるということは、保険者も加入者を選べることを意味します。つまり、保険者としては保険料を抑制するうえで、できるだけ医療費のかからないような加入者を集める方が、医師・医療機関と交渉してコストを下げるよりもはるかに容易です。このような事態を回避するため、国は保険者に対して、希望する者全員を加入させる義務を課しても、保険者は例えばスポーツクラブの会費を無料にする特典を設けて、元気な人を多く加入させようとしたりします。

第二に、保険者が医療機関を選べることは、医療機関も保険者を選べることを意味します。その結果、加入者が求めるブランド力のある病院が高い料金を要求しても、保険者としては契約を結ばざるを得ません。ちなみにハーバード大学の関連病院が、他の病院より割高な料金を要求し、契約が行われた実態が明らかにされました。もう一つの弊害は、低い料金で契約したブランド力のない病院は、医療費のかかるリスクの高い患者に対応せず、他に紹介する可能性にあります。

いずれにせよ基本的に平等な構造の中で競争原理を導入しようとすれば、規制の緩和ではなく、新たなより複雑な規制が必要となります。オランダでは20年以上にわたって、平等の原則を守りつつ、こうした「管理化された競争」を医療分野に慎重に導入しようとしてきましたが、必ずしも十分な成果を得ていません。その理由は、前述したような「管理化された競争」条件を満足することが難しいうえ、経済学者が想定したように国民は保険者を選択する際に給付内容と保険料をよく見極めるようなことはせずに、これまでの保険者の更新を続けることが一般的なことにあります。

2　医師の特性

医師は医療従事者の１割程度を構成しているに過ぎませんが、医師の指示により医療サービスのほとんどが提供され、また、医師の専門職者としての地位は、他の医療職にとってのモデルにもなっています。そこで、医師について理解することは、医療問題を理解するうえで不可欠です。

(1)　医師の権威とその課題

医師が日常の診療を行ううえで、医学としての科学的根拠となっている「ランダム化比較試験」の限界については解説した通りです。しかも、ランダム化比較試験が本格的に導入されたのは戦後になってからであり、今でも医学の大部分は経験の蓄積に基づいています。

しかし、「医師」という職業は昔から存在し、その権威は専門職（Profession）であることから確立されました。医療社会学者のフリードソンは、専門職として必要な下記の5つの条件を提示しています。

①奥義のある知識とそれを活用する十分な裁量権
②専門職者が自ら分業の形態を決める
③専門職者自らが新規に加わる人数を決める
④専門職者自らが教育・研修の内容を決める
⑤利他的、自己犠牲的な職業倫理

こうした条件は同じく専門職である神父・弁護士も満足しており、実は専門職の元祖は、経典（聖書）に基づく知識を持った神父です。つまり、知識を裏づける実証的な研究は必要でなく、知識を有していること自体に権威があります。そして知識とともに、患者（信者、クライアント）にとってベストを尽くし、秘密を守る職業倫理を共有することが求められ、それがあるゆえ情報の非対称性があっても判断を委任することができます。

さて、医師の専門職として必要な技能面と倫理面における質の管理は、基本的に専門職集団に任され、具体的には次の方法で行っています。まず、医学部の入学時・進級時・卒業時・国家試験において評価が行われます。評価するのは医師であり、ちなみに医師国家試験の出題者は全て医師です。そして、医師になった後にも、専門医になるための研修を開始する時と資格を取得する時にも評価があり、さらに資格を更新する際にも要件が設けられています。これら資格に関する評価を「構造」(Structure) の評価といいます。

構造による質の評価には問題があります。まず、評価の対象が社会の医師に期待する役割を反映した内容となっているかどうかが課題です。例えば、虚弱高齢者をケアするためには、幅広い全身的な対応が必要です。ところが、教育に当たる医学部教員は科学者として最先端の医学の進歩に対応するために、ほとんどは高度に専門分化した狭い領域（これを sub-specialty といいます）に特化しています。具体的には例えば外科の中で胃と食道などの臓器に特化した医師です。こうした医師の専門志向と国民のニーズのギャップを埋めるための政府の役割については第３節で述べます。

また、資格取得時の技能が、その後も維持・向上できているかどうかも大きな課題です。更新制度があっても、試験内容や、外科医の場合には執刀した手術件数などの要件を厳しくしますと、資格を失う医師が多くなり、日常の診療に大きな支障をきたします。こうした問題が発生しないようにするため、更新のハードルは一般に低くなっていますので、資格があっても同じ質の水準を保証しているわけではありません。

次に、医師の診療内容について評価する「プロセス」の評価があります。具体的には看護師等が、医師の診療記録をスクリーニングし、標準的な診断・治療の方法を提示した学会などが作成した診療指針（ガイドライン）を順守していない場合には取り出します。それを同じ専門分野の医師が評価し、納得がいかない場合には当該医師を呼び出し、説明を求めます。こうしたプロセスの評価を行うためには、診療内容の詳細な記録、基準となる指針、及び問題のある診療記録を抽出する体制が必要です。

プロセス評価の問題は、第一に専門性が高い領域ほど、評価できるのは同じ専門領域の同僚に限られ、特に先輩に対して厳しい評価を行うことは難しいことです。第二に評価基準となる診療指針をあまり細かく規定し過ぎますと患者の特性に対応できず、逆に大枠だけですとどんな場合でも順守することになるので評価のツールとして使えないことです。第三に評価を実施する体制を構築・維持するにはそれなりの費用がかかることです。

こうした構造やプロセスによる評価よりも、患者としては治療結果（「アウトカム」）によって評価することを望むでしょう。しかし、患者の特性によって成績は大きく異なるので、医師は新薬を対象とした「ランダム化比較試験」を除いて、アウトカム評価を体系的に行うことに対して一般に消極的です。

図1－3　ある病気に対して、医師が適切と判断する医療サービスの範囲

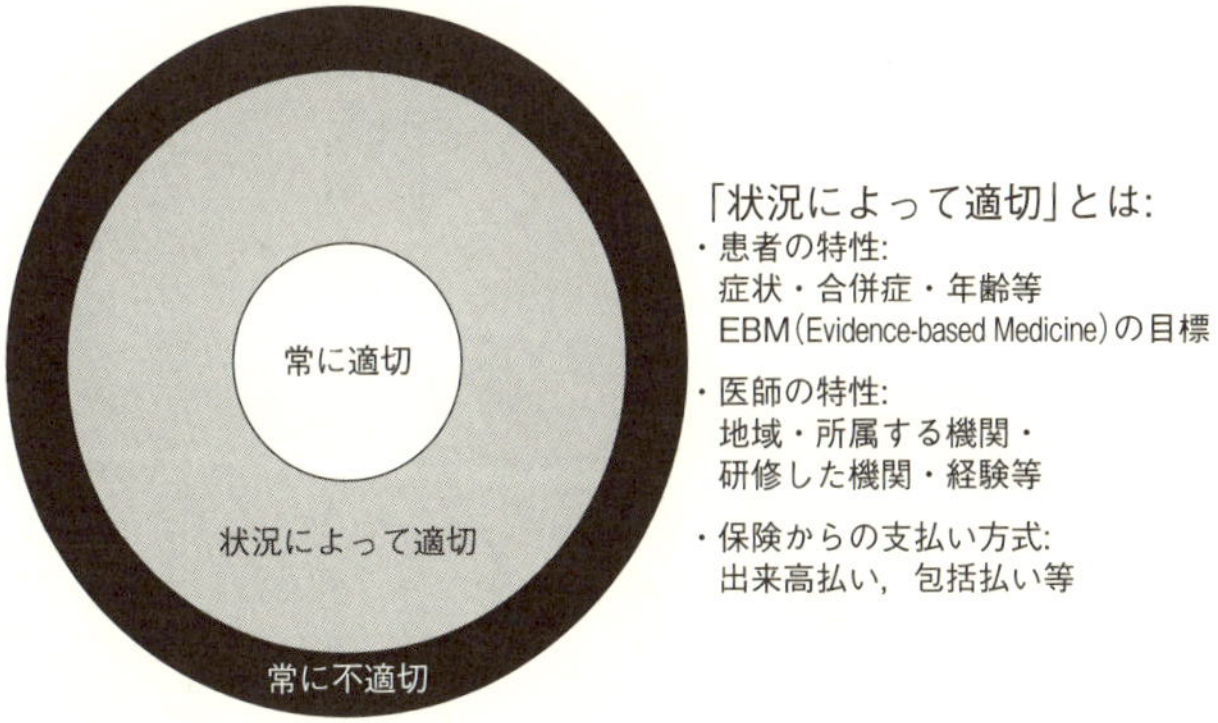
常に適切
状況によって適切
常に不適切
「状況によって適切」とは:
・患者の特性:
症状・合併症・年齢等
EBM（Evidence-based Medicine）の目標
・医師の特性:
地域・所属する機関・
研修した機関・経験等
・保険からの支払い方式:
出来高払い，包括払い等

出典：池上直己（1998）『ベーシック医療問題』

(2) 医師の判断基準

ある病気に対する医師の対応方法として、図1－3に示す通り、常に適切と判断される「白」の部分と、反対に行っても意味がないか、かえって悪くなる常に不適切とされる「黒」の部分も確かにあります。しかし、大部分は患者の状態によって適切になったり、あるいは不適切になる「灰色」の部分です。

例えば患者に頭痛がある場合、それが脳腫瘍でないことを確認するためにMRIを撮ったとします。頭痛の原因が脳腫瘍である確率は非常に低い（ただし、ないとは断言できない）ので、こうした状況下でMRIを撮ることは「灰色」に分類されます。ところが、頭痛に嘔吐が突然起きるという症状が加わると（嘔吐は脳内の圧力が高まったために起きた可能性）、脳腫瘍である確率が高まるので「白」となります。

もう一つの例は、風邪の場合の抗生物質の投与です。抗生物質は細菌には効きますが、風邪はウイルスが原因ですので、直接の効果はありません。しかし、風邪をひけば細菌による肺炎にかかりやすくなるので、肺炎を予防するために抗生物質が投与されています。めったに風邪から肺炎にはならないので、抗生物質の投与は「灰色」に分類されます。しかし、患者が高齢であったり、肺や気管に異常があれば、風邪から肺炎になる危険性が高まるので、その場合は「白」になりえます。

このように、「白」の部分は患者の特性によって大きく変わり、しかも「灰色」部分であっても全く意味がないとは断言できません。そのため例えば水虫の患者の脳波をとる、というような極端な例以外は「黒」とはいえません。医療において明らかに「ムダ」なことを行った、と判断するのは非常に難しいことになります。いずれにしても、医師としては、患者の特性によって治療方法を決めることができるよう、「灰色」部分に対して自分で判断できる「裁量権」を求めます。

ところが第一の問題は、「灰色」部分に関する判断が、患者によってだけではなく、医師によっても違うことです。これを裏付けるデータとして、各臓器を切除した者の人口当たりの割合が、地域によって異なることを示した図1－4があります。例えば子宮の摘出術に着

図１-４　カナダ、オンタリオ州における人口10万人当たりの切除術等の実施率の郡による相違

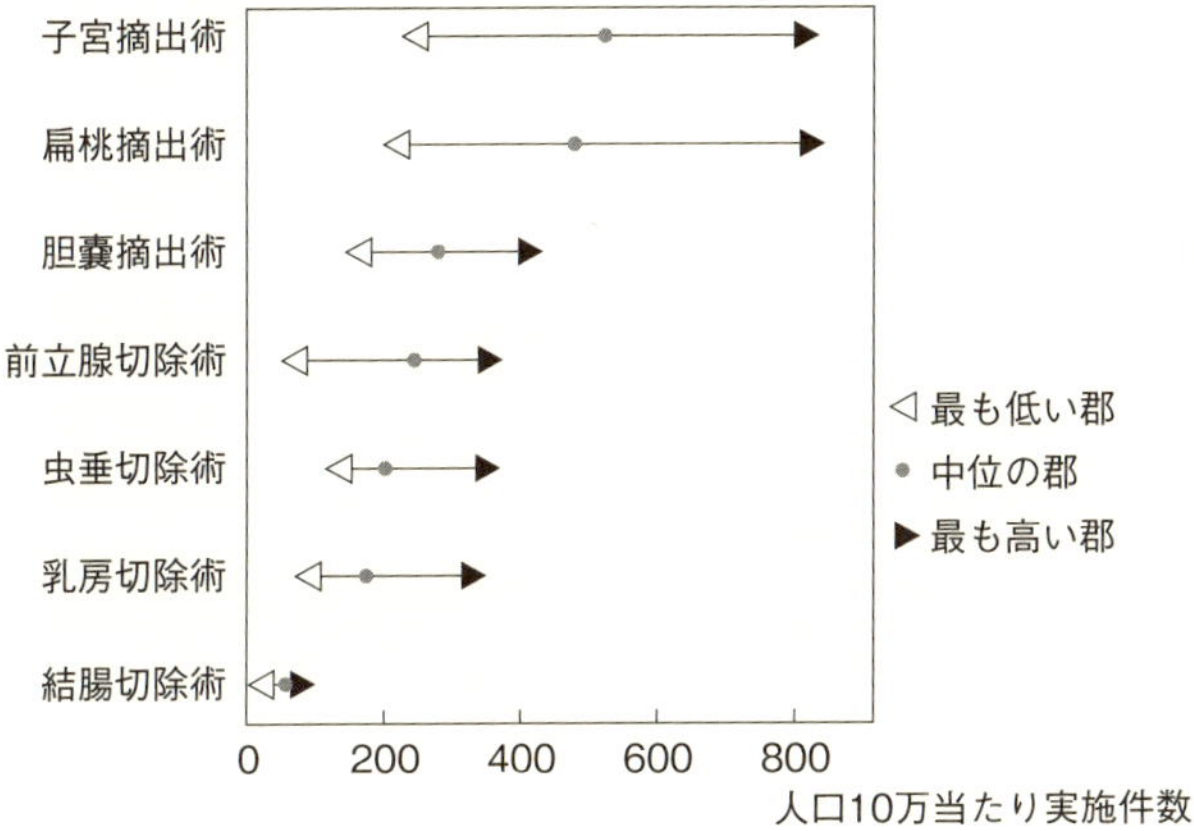

出典：Vayda, E., et al, Canadian Med Assoc J, 1984より応用

目しますと、同じオンタリオ州でも、郡によって人口当たりに最大と最小で４倍の格差があります。子宮を摘出する主な理由は子宮筋腫で、摘出するべきかどうかは、貧血や頻尿等の症状の程度によって判断します。こうした子宮筋腫の症状の重い女性が、ある郡に集中して住んでいたとは考えられないので、その郡の婦人科医が手術が適切とする割合が高かったことを意味します。

つまり、どの医師も手術の適否を同じ基準で決めていると考えられていましたが、医師によって大きく異なることが、他の地域における同様な調査によって確認されました。医師が「適切」とする範囲は、これまで受けた教育研修や所属する医療機関の特性（所在地、規模など）、個人的な体験（例えば手術後の感染を最近経験した医師は抗生剤をより積極的に投与）によって違います。また、医療技術の普及でも異なり、例えば内視鏡下の手術が浸透したため、子宮筋腫の切除術が容易に行われるようになり、手術の適否は医師が内視鏡の手技を有しているかどうかで決まる場合もあります。

このように新しい技術が伝播すると、医師が「適切」とする範囲はしだいに広まる傾向がある点にも留意しなければなりません。例えば、先のＭＲＩの場合も、日本に数台しかなかった頃は、対象となる患者の範囲は非常に限定されていましたが、現在は頭痛があれば念のために撮影することが当たり前になっており、逆に撮影せずに脳腫瘍を見逃した場合には医療訴訟の対象にすらなります。

(3) 支払い方式によって変わる医師の対応

第二の問題は、医師が適切と判断する医療サービスの範囲を決めるうえで、支払い方式が大きな影響を与えることです。開業医師にとっては、診療代はそのまま収入であり、病院に勤務する医師にとっても、病院の収入に無関心ではいられません。

支払い方式として、手術・検査を行う、薬を出す、など提供した各サービスの回数や各薬剤の量の出来高に応じて払う「出来高払い」、病名などによって患者をグループ分けし、各グループに対してまとめた金額を払う「包括払い」、及び医療機関全体に対する「予算制」があります。このうち「出来高払い」では、医療機関が提供した医療内容が明細書の通りに個別に支払われますので、「適切」とする範囲は拡大します。

一方、「包括払い」や「予算制」では、検査や薬を使った分、医療機関の持ち出しになりますので、「適切」とする範囲は縮小します。ただし、「包括払い」においては、患者が入院し、該当する病名グループの包括額を請求しないと病院にお金が入りませんが、「予算制」では患者が入院しなくてもお金が入ります。後者のようにお金がサービスの提供とは関係なく入りますと、例えばイギリスでは医師が「適切」と決めた件数しか手術されませんので、緊急の患者を除いて、何カ月も待つことが常態化していました。

なお、多くの途上国に見られるように、「予算制」の公立機関と「出来高払い」の民間機関とが並存しますと、医師は、午前中は公務員、午後は民間人としてそれぞれ診療に当たるようになります。そして、経済的にゆとりのある患者は、最初から民間機関を受診するか、あるいは公立機関を受診した場合には医師から民間機関を受診するように勧められます。

以上からしますと、「包括払い」においては、「出来高払い」のように医師が「適切」とする範囲を拡大させず、逆に「予算制」のように診療意欲の減退も生じないので、最善の支払い方式のように見えます。事実、「出来高払い」が原則であった国では過剰医療の抑制、「予算制」の国では医師の診療意欲の向上、とそれぞれ相反する目的のために、「包括払い」が導入されました。

ところが、「包括払い」にも様々な課題があります。確かに「出来高払い」と比べて、検査や薬が過剰に提供されることはなくなります。しかし、逆に過少診療になることが第一

コラム　クリニカル・パス

クリニカル・パスは元々、アメリカで包括払い方式が導入され、過少診療が危惧されたことに対応して、病院として質の高い医療を着実に提供している証を保険者に対して提示し、合わせて医師の診療パターンを標準化するために、開発された手法です。

クリニカル・パスは、各病院におけるマンパワーや設備の条件下で、専門学会の指針や医学研究の成果を反映した最適な医療を提供するように、病気ごとに医療サービスの内容を細かく規定します。例えば、入院1日目には○○の検査と××の投薬を行い、2日目には手術し、3日目には……というように提供する医療サービスを予め規定したパス（path、経路）を用意します。その際、患者が順調な経過をたどった場合の入院日ごとの状態（食事や歩行の自立度など）も規定し、それからはずれた場合についても、状況に即した対応を用意します。

クリニカル・パスを使用するメリットは以下の通りです。

- 同じ病気であれば、どの医師であっても診療内容は同じになりますので、質は標準化されます。
- 医師のオーダーにバラつきがなくなるので、看護師の業務は効率化され、医療事故の減少にも役立ちます。
- 電子カルテを用いることによってパスに沿って医師がオーダーし、モニターできればいっそう効率化できます。
- 患者サービスとして、簡略化したパスを提示することによって、入院中の1日ごとの自分の状態や医療サービスの内容が分かります。
- 入院中だけでなく、退院後の診療所などにおける治療内容をパスで規定することによって、切れ目のない医療を提供することができます。

の問題です。極論すれば、入院後、検査も投薬もせずに安静にして経過を観察するだけにすれば、医療機関に最もお金が残ります。こうした粗診粗療に対する疑念に対処し、標準的な医療を効率的に提供するために、クリニカル・パスが開発されました。

第二の問題は、「包括払い」になっても、入院するたびに支払われますので、過剰医療は薬剤や検査などによってではなく、入院や手術の適用基準を低くする形で現れることにあります。入院や手術の適用については、医師に裁量権がありますので、「包括払い」で在院日数が短くなり、その分空きベッドが増えれば、こうした対応が行われやすいです。

第三の問題は、「包括払い」による支払額は、定型的な患者に対する標準的な治療のコストに対応して設定されていますので、定型的でない、合併症などが多い患者を治療した場合には赤字になることです。赤字を回避するため、他の病院に紹介するのが経営的には合理的な判断となり、このように対応しても、高次の病院に入院した方が、医学的に適切であったと説明することができます。

第四は、患者をできるだけ支払額の多いグループに分類して請求するアップコーディングの問題があることです。「出来高払い」では、提供された各サービスが過剰かどうかを比較的容易に判断できますが、「包括払い」では病院によるグルーピングの適切性を評価するためには、支払額の多い合併症のあるグループの構成比が、他の病院と比べて突出して高いことなどから判断しなければいけません。

第五は、「出来高払い」の時よりも短い入院期間で退院するようになれば、患者はそれだけ重症な状態で退院することを意味します。その結果、入院中の医療費は抑制できても、退院後の医療費を合算すれば、むしろ高くなる可能性があります。例えば、アメリカでは入院医療にＤＲＧ・ＰＰＳ（Diagnosis Related Groups・Prospective Payment System：診断関連群別規定料金払い）を１９８３年より導入した結果、入院医療費の伸びはいくぶん抑制されましたが、外来やナーシングホームなどの利用が大幅に増えたため、医療費は高騰し続けました。このように医療費は空気枕のようで、一方を押せば必ず他方が膨らむ性質があります。

さて、これまで説明した「包括払い」の問題点は入院についてでしたが、外来においても診察料の中に検査や薬を含めると、基本的には同じ問題が現れます。ただ、入院の目的は原則的に一つの病態に対応するのが原則ですが、外来では複数の病態に対応しなければいけない可能性が高いので、一つのグループに対して支払うことにより大きな課題を残します。そのため、「包括払い」は外来では入院ほど普及しておらず、「出来高払い」か、イギリスなどでは診療所に対しては「人頭払い」を中心とした支払い方式が採用されています。

「人頭払い」では、当該診療所に予め登録した住民の人数（人頭）によって支払います。

原理的には評判のいい医師に多くの住民が登録するので収入は増えることになります。ところが、医師が対応できる数には限界があるので、人気の高い医師は新たな登録を受け入れる余地はない可能性があります。あるいは登録の変更を希望するような者は、多くの課題を抱えている可能性があるので、医師として受け入れを躊躇するかもしれません。いずれにせよ、イギリスでは住民が医師の登録を変更することはほとんどありません。

イギリスにおける登録医制度の問題として、医師の診療意欲が必ずしも高くなく、就業時間は他の西欧諸国と比べて短いことがあげられます。また、「人頭払い」では診療しても収入に反映されませんので、病院への紹介が多すぎることも問題です。ところが、病院も基本は予算制ですので、紹介を受けても病院の外来で診察を受けるまで、さらに診察後に入院するまで、それぞれ数週から数カ月も待たなければなりません。

こうした事態は、「出来高払い」の場合は患者へのサービスの提供が収入になるので起こりにくいです。逆に紹介が少ないことが課題となっていますが、いずれにせよ、いつの時点で他の医療機関に患者を紹介するのが「適切」であるかを決めるのは難しいです。患者の病態、診療所医師の技能、病院医師の対応などが複雑に絡み合っていますので、例えば糖尿病の場合、どこまで診療所の医師が対応し、どこからは病院の専門医が対応するべきかを予め明確に規定できないのです。

これまで述べましたように支払い方式には、それぞれ一長一短がありますので、「出来高払い」「包括払い」「予算制」のそれぞれの長所を適切に組み合わせ、医師の対応も念頭に置いて、慎重に導入する必要があります。この課題については、次節の政府の役割において、改めて取り上げることにします。

(4) 医師の役割と報酬

医師の「適切性」の判断が支払い方式によっても大きく左右される、ということを知った読者は不安になるでしょう。しかし、医業によって生計を得ている「生活者」としての立場と、利他的に対応する患者の「代理人」としての立場は必ずしも対立するわけではありません。例えば頭痛の患者に対して、念のためにMRIの検査を行うことは、確かに「出来高払い」の下では「生活者」として収入になりますが、代理人としての役割も果たしています。このように「出来高払い」は、「生活者」と「代理人」の二つの立場を両立できるので、医師にとって最も望ましい支払い方式です。

しかし、これら二つとは相容れないもう一つの役割を、社会は医師に期待しています。それは有限な資源を公正に分ける「配給者」としての役割です。例えば臓器移植において、医師は限られた臓器を決められた基準に従って、だれに配給するかを決めています。また、大災害において医師は、救命可能な重症患者を優先して対応しています。こうした「配給者」として対応する際は、「代理人」と異なり、「生活者」の立場との両立は許されず、臓器移植を受ける患者から斡旋料を受け取った場合には社会から厳しく指弾されます。

しかし、こうした切迫した場面以外においては、医師は三つの役割を使い分けています。例えば「出来高払い」でも、午後の手術を控えて、午前の外来で大勢の外来患者に対応しなければいけない場合には、「配給者」として軽症の患者の診察時間を短縮させています。また、「包括払い」では「生活者」としてはMRIを撮れば赤字になることが分かっていても、医療ニーズが高ければ「代理人」として撮ります。

上記の対応は適切ですが、医師が「生活者」としての立場から、より多くの報酬が得られる患者をより丁寧に診る場合はどうでしょう。患者の支払い能力によって差を設けない、という医療における平等という特殊性からすると問題ですが、こうした原則はどこの国でも必ずしも守られていません。特に途上国では、医師が「生活者」として望む収入と、公式な収入とのギャップが大きいので、医師は収入の大半を私費診療によって得ています。

いずれにしても課題は、医師の「生活者」として期待する収入であり、それを規定するためには「出来高払い」の場合も「包括払い」の場合も、医師の1時間当たりの報酬額を決めなければなりません。ところが、医師に対して支払うべき報酬額を、一般の勤労者、あるいは看護師などとのバランスで、どのレベルに設定するのが適正であるかについて社会的な合意を見出すのは難しいです。

実態としては、医師の一般勤労者に対する相対的な報酬レベルは国によって様々であり、北欧の2倍程度から途上国やアメリカの心臓外科等の一部の専門医の20倍以上までの幅があります。一般に所得格差の大きい国ほど医師の報酬は相対的に高いので、各国における医師の社会的な地位は、同時に社会全体の所得分布を反映しています。なお、途上国における医師の報酬は、公と私の両方の医療機関から得る収入を合計した金額です。

次に、「医師」の平均的な報酬水準が暗黙裡に決まっていても、医師によって当然差があります。諸外国では、一般に大都市の大病院の専門医の方が、市中の診療所の医師よりも高額です。その理由は、医師仲間では、先に述べたように狭い専門の領域で診療することの方が評価は高いので、こうした医師に対する高い報酬は一般に高く設定されることにあります。そのうえ、専門医には公定の報酬以外にも、イギリスでは私費診療、フランスでは上乗せ料金の請求が認められていますので、いっそう高額になります。

大病院の専門医は、こうした金銭的な報酬と同時に、同僚からの評価、仕事の達成感、大都市のアメニティなどの面においても一般に恵まれています。そして、こうした医師の世界における力学が相乗効果を発揮し、資源が高度医療に傾斜して配分されています。その中で、日本は歴史的な背景もあって、特異な構造となっていますが、それについては次の章で解説します。

3　医療における政府の役割――お金の流れで整理する

政府が法制度を整備する際は、医療の特殊性と医師の特性を踏まえて行う必要があります。医療改革の課題をお金の流れに分けて整理しますと、図1-5のようになります。すべてのお金は患者・国民から流れており、行き着く先は医療機関ですが、第一の患者から医療機関への直接の流れは細く、大部分は第二の国民から保険者・政府への流れと、第三の保険者・政府から医療機関への流れです。これら三つの流れを以下、解説します。

(1) 患者から医療機関への流れ

患者から医療機関への流れが細いのは、医療の特殊性である平等と不測性に対応するためです。つまり、患者の窓口負担が大きければ、支払い能力のない患者は受診できず、あるいは受診できても治療代が払えないのであきらめざるをえません。そこで、医療費の大半を患者が直接払うのではなく、公的保険か、あるいは税によって支払う仕組みが必要です。それ

図1-5　医療におけるお金の流れ

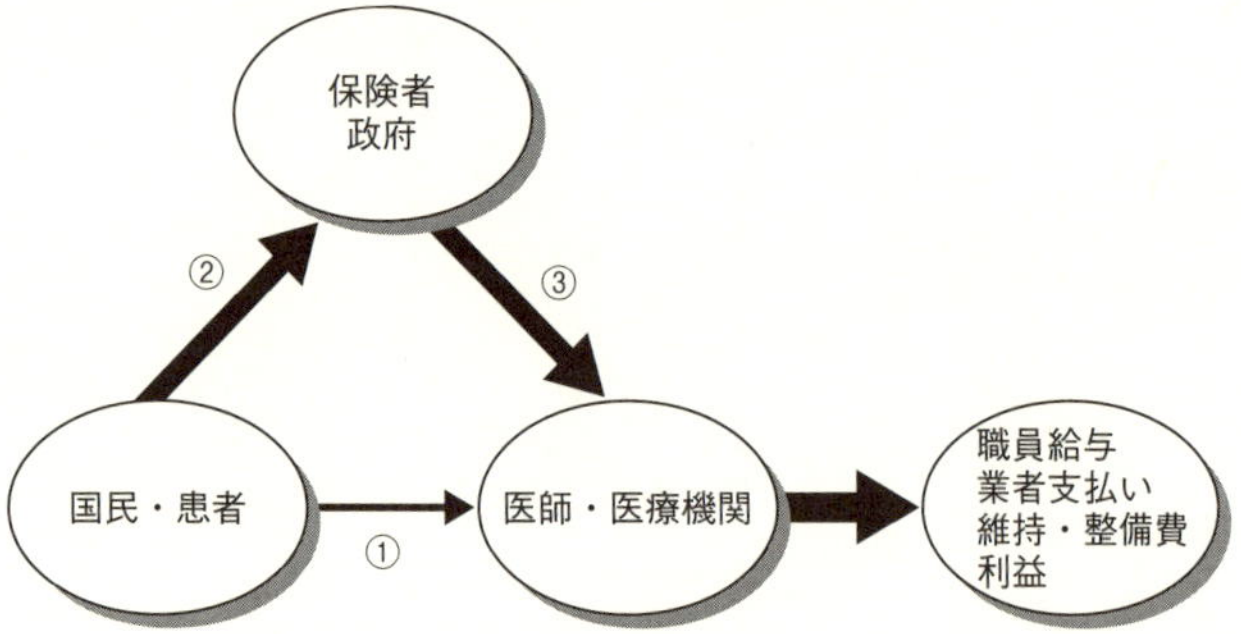

は、高所得者・健康者から、低所得者・病弱者への富を再分配することによってのみ達成することができます。

ところが、先に述べたように、高所得者・健康者は、本音としてはお金を徴収されたくないので、患者の負担が減れば、受診は野放しになる、というモラル・ハザードの面を強調します。そこでモラル・ハザードを抑制する方法として、国が公的保険でカバーする医療サービスの範囲を限定する方法と、カバーする範囲における患者の負担割合を高くする方法について、それぞれ以下、分析します。

国が保障する範囲を限定する方法として、今までカバーされていたサービス・薬剤等を対象外にする方法と、新たに開発されたサービス・薬等をカバーしない方法があります。前者を実施するのは難しく、ちなみにフランスで効能のないことが検証された薬を給付の対象からはずすのに20年近くもかかりました。後者の方が容易で、イギリスでは費用効用分析等の結果、従来の薬等と比べて費用が高い割に効果の改善が少ないことが明らかになった場合には給付の対象にしません。

もう一つの課題は、費用対効果が低いと判定された場合、当該サービスや薬等を公的なサービスと併用して使うことを認めるかどうかです。認めた場合には、支払うことのできる患者だけが使用できることになります。そのうえ、医師・医療機関は当該サービス・薬等の価格を自由に設定できるので大きな収益源になり、こうした状況では患者に当該サービス・薬等の効果や副作用について必ずしも適切に説明しない可能性もあります。

さらに対象外のサービスや薬等が増えれば、高額な医療費を負担するリスクを回避したいという消費者のニーズに対して、それらをカバーする民間保険が開発されることになります。つまり、公的保険の給付外にしても、患者のモラル・ハザードはなくなりません。そればかりでなく、民間保険がカバーするようになると、医療には平等という特殊性が根底にあるので、公的保険でもカバーする圧力が高まります。その結果、公的保険においても、有効性・安全性が十分確立されていないサービス・薬等がカバーされるようになり、公的保険の保険料が高騰します。

次に、国が保障する範囲内の医療における患者の負担割合を高める方法として、外来受診するたび、あるいは入院1日当たりに決まった金額（定額負担）を払う方法と、医療費の一定割合を患者が負担する（定率負担）があります。モラル・ハザードの抑制という観点からすれば、両者とも外来受診には効果があるかもしれませんが、入院するかどうかは医師が決めますので、効果はありません。

しかし、外来において費用抑制の効果があったとしても、下記の問題が生じることに留意しなければいけません。

・受診が過度に抑制されて病気が進行し、かえって医療費がかかる可能性
・普段は健康な人が受診するのは、一般に風邪などの軽微な医療のためであり、こうした医療に対する負担が増えると、保険料を払う意欲が低下し、未納率が高まる可能性
・自己負担割合を上げることによる受診抑制の効果は、タクシー料金の値上げと同じように一時的であり、元の増加率に戻る
・コスト意識は患者の所得水準によって異なり、低所得であれば5百円でも負担と感じるが、高所得であれば5千円でも感じない。そこで、負担額を所得に連動させるべきであるが、これは医療機関の事務能力を超える。また、そもそも公的保険の応能負担の原則が適用されるのは保険料であり、受診時の自己負担に適用するべきではない。
・患者が医療費を定率で自己負担する場合も、医療費が高額になれば払いきれなくなるの

で負担額の上限が設けられており、そのため医療費の抑制効果は乏しいです。なぜなら、医療費の高い方からの2割の患者によって医療費全体の8割が使われ、これらの患者の負担額は減額されるからである。減額の対象にならない風邪などの患者は、確かに数のうえでは全体の8割を構成するが、医療費においては2割に過ぎない。

以上の理由により、患者から医療機関への流れを太くすると、医療における平等が損なわれます。特に最後にあげた高額な医療費に対する救済措置が重要であり、救済措置がなければ保険に加入していても貧困化の危険性が依然としてあります。ちなみにドイツでは患者が1年間に自己負担する医療費総額の上限を、一般世帯では年収の2%、慢性疾患の患者の世帯では1%に留めています。

(2) 国民から保険者・政府への流れ

医療を平等に提供するには、患者ではなく、国民、特に高所得者と健康者から多く徴収する必要があります。徴収する方法として、保険方式と税方式がありますが、保険方式においても、民間保険のように保険料はリスクと給付に対応して設定されませんので、医療のための目的税と同じようにもみえます。しかしながら、保険方式と税方式とでは、医療に対する考え方が基本的に異なります。

保険方式において、「保険料」の支払いと、「医療サービス」の給付の間には対価性があり、保険料を納めることによって、規定された医療サービスを受ける権利が生まれ、逆に納めないと権利はありません。これに対して、税方式の場合は、医療は国の提供する様々な公共サービスの一つであり、税を納めなくても医療サービスを受ける権利はありますが、対価性はないので、その範囲は国の裁量に一任されます。

したがって、保険方式では所得税を納めないような低所得者でも、保険料は納めなければならず、「保険」としての性格を高めるほど逆進性が高くなります。例えば、所得の一定割合（保険料率）を払う原則をそのまま低所得者にも適用すれば、保険料率が1割であれば年収が150万円あれば15万円の保険料を徴収することになります。あるいは、医療費の発生するリスクは所得と関係ありませんので、保険料率が適用となる所得に上限を設け、例えば上限が年収5000万円までであれば、年収が1億円あっても徴収される保険料は、年収5000万円の人と同じ50万円です。

一方、「税」に近づけると、保険料率が適用される所得に上限はなく、保険料率1割であれば年収1億円の人から1千万円の保険料が徴収されます。一方で低所得者は減免され、年収が150万円の人の保険料は1割の15万円ではなく、負担能力に合わせて5万円に減額されます。このように保険料の徴収を工夫することによって逆進性を少なくできますが、それでも税方式と異なり、低所得者からも徴収します。その際、徴収額が小額になるほど、徴収に要するコスト（訪問等を含む督促費も必要）の割合が徴収額に比して高くなり、非効率になります。

このような非効率があっても、なぜ保険料の徴収にこだわるのでしょうか。それは、公的保険が職場や地域の互助組織として創設された経緯にあり、互助組織の「仲間」として認められるためには保険料を払う必要があるからです。実は、こうした互助組織としてのルーツが公的保険における最大の課題です。というのは、第一に加入者同士が互助意識を持つためには、同じ保険者に留まり、お互いに「仲間」として意識する必要がありますが、社会変動によって、それが難しくなったからです。

第二に、互助組織は様々な形態がありましたので、各保険者における加入者の所得水準も年齢構成も異なります。こうした条件下で同じレベルの医療サービスを給付するためには、低所得者の多い保険者は、高い保険料率としなければいけません。一方、高所得者の多い保険者は低い保険料率で賄うことができます。したがって、職場における産業構造の転換、地域における過疎化などが進めば、両者の格差は拡大します。

第三に、職場単位の保険においては、事業主が保険料の約半分を負担するのが原則ですので、保険料が上がればその分人件費も上がり、国際競争力が損なわれることになります。例えば、給与額が20万円であっても、保険料率が10％であれば、事業主は人件費として21万円負担しなければなりません。一方、本人の手取りは19万円に留まりますので、生活していくための最低賃金も、保険料の徴収を考慮して設定しなければなりません。

こうした問題に対応するため、ドイツではすべての公的保険の保険料率を15・5％に統一し、そのうち事業主の負担を7・3％に固定して、以後の保険料の引き上げは被用者だけが負担するように改めました。なお、各保険者に納められた保険料は国に集められ、加入者のリスクに基づいて再配分しており、国民が保険者を選ぶ基準は、それぞれにおける給付内容の微妙な相違にあります。

一方、フランスでは実質的に一つの保険者に国民の85％が加入しているため、保険者による保険料率の相違は問題でありませんでした。しかし、保険料の負担は被用者にとって大きな負担となったため、0・75％まで下げました。その代わり、所得だけでなく、資産なども課税の対象とし、さらにタバコ税なども加えた医療目的税が導入され、それによって医療費の3分の1以上を賄っています。

次に、税方式の問題は、国民からの税の徴収よりも、その先の政府から医療機関への流れにあります。そのため次の節で触れた方が適切かもしれませんが、これまで言及していなかった保険方式のメリットを理解するのに役立ちますので、本節で取り上げます。

そもそも税方式を採用する主な理由は、病院のほとんどが公的部門にあり、公的病院は政府の予算で運営されていたので保険者は不要という判断にありました。ところが、その後、公的病院の経営を効率化するには保健省等の組織全体を、保険者的な機能をもち、予算を有する購買部門と、サービスを提供する現業部門に分離する必要があると認識されようになりました。こうした考え方に基づいてイギリスは大規模な組織改革を繰り返してきましたが、公平性が重視されていることもあって、必ずしも効率化に成功していません。

これに反して中国やベトナムでは、計画経済から市場経済への転換の一環で、医療も税方式から保険方式に変え、公的病院の経営的自立を促しました。しかし、公的保険の適用（カバー率）が低いなかで促されたため、公的病院は収益を上げるため富裕層を対象とした高額な医療に力点を置くようになりました。その結果、医療費による貧困化が大きな社会問題になっています。

(3) 保険者・政府から医療機関への流れ ―― ストックの面

ストックとは、ヒトやモノへの投資であり、投資によってヒトが養成され、また建物が建つと、その後40年はお金がフローすることになりますので、フローよりも重要な課題です。

まず医師に関しては、先進国では一般に国が医学校設置の認可、入学定員・教育内容、国家試験合格者数などによって養成数を規定しています。これに対して途上国では営利目的の医学校が新設され、質の低い医師が乱造されていることが少なくありません。

一方、管理が徹底している先進国においても、将来必要な医師数を予測するのは難しいので、その判断は政治情勢によって決まる傾向があります。つまり、医療の重視が国民に支持されるようであれば養成される医師数は増加し、財政規律が支持されるようであれば削減されます。その際、以下の三つの課題が忘れられがちです。

第一は、医療サービスの中で、どこまでを医師だけに認め（法律による医業の独占）、どこから他の職種にも認めるかです。医師団体と他の医療職団体の利害は対立し、状況によっても任せる範囲も異なりますので、仕分けるのは難しいです。例えば医師の指示がなければ看護師は患者に薬を投与することを認めない国においても、医師が、患者が痛みを訴えた時に鎮痛剤を投与する包括的な指示を看護師にしていれば、看護師は痛みの程度を判断して投与することを認めています。しかし、鎮痛剤が「麻薬」であった場合には、その都度、医師の判断を求めることが多いです。

第二に、医師の各診療分野への配分です。各医師の選択に任せますと、花形の診療科の専門医に集中しがちです。集中に対してブレーキとなっているのは、養成できるキャパシティに限界があることです。というのは、専門医を養成するには、研修医を指導する医師、十分な症例数、基準を満たす施設設備が必要であるからです。こうした研修枠の制限があるため、アメリカでは人気の高い心臓外科等の専門医になるのは狭き門であり、その報酬は総合診療科や一般内科の医師の報酬の２倍以上で、エリート大学出身者の構成比も高いです。一方、総合診療科や一般内科の医師数は不足しています。

上記の構造から抜け出すことは医師の価値基準に根付いているため難しく、かつてイギリスでも総合診療医は専門医になれなかった医師の受け皿として存在していました。こうした状態を打破する契機となったのは、１９６８年の総合診療医のストを構えての改善要求で、それを受けて政府は報酬の引き上げだけではなく、全ての医学校に総合診療医を養成する講座の設置を命じました。その結果、医学部卒業生の半数が総合診療医を目指すようになりました。ただし、こうした改革は北欧やオランダなどを除いてヨーロッパでも成功していません。成功した国では、イギリスのように専門医は病院の勤務医、総合診療医は診療所の開業医という分業体系が確立しています。

第三に、医師の都市部と郡部の配分です。専門医が自分の狭い専門領域に特化して診療できる大病院は都市部に立地し、そのうえ医師として生涯教育に取り組むうえでも、子供の教育においても都市部の方が恵まれていますので、医師は都市部に集まることになります。これに対して、政府は医学生に対して、卒業後、郡部に従事すれば授業料の減免・奨学金の付与などを行っていますが、それだけでは不十分で、都市部よりも郡部で勤務した方が報酬が高くなるよう設定し、また郡部と都市部をローテーションする仕組みなどを用意する必要があります。

次に、モノである医療機関の開設に関しては、保険者と政府が計画的に行う方法と、各医療機関の判断に任せる方法があります。一般に病院に関しては何らかの規制があるのに対して、診療所に関しては医師による開設に任されていましたが、ドイツでも都市部での開業を規制するようになりました。しかし、郡部においては、診療所も計画的に配置しないと住民は医療にアクセスできません。

一方、都市部において病院の判断に任せますと、それぞれが設備の高度化を目指すメディカル・アームズ・レース、かつての米ソの軍拡競争のように、一方の病院が整備すれば他方の病院も整備する）が現れます。そして軍拡と異なり、設備を整備すれば、それは利用されるので、フローとしての医療費は確実に増えます。病院が設備の高度化を目指すのは、患者を獲得するためだけではなく、医師を確保するためでもあります。というのは、医師は専門医として最新の設備を望むからです。

イギリスでは、こうした観点から20年以上かけて、病院を統廃合して600ベッド規模の地域総合病院を整備し、総合診療医の診療所と共に医療機関の双璧としました。また、高度医療については、それぞれの分野ごとに各病院に割り当て、ピラミッドの頂点に位置するセンター病院に患者が集中しないように対応しました。

以上をまとめますと、保険者・政府としては、ヒトについては第一に医師と他の医療職種の業務の仕分けを現状に照らして定期的に見直すこと、第二に総合診療医の地位を確立して処遇を良くすること、第三に郡部の医師の報酬を都市部よりも高くすることが求められます。モノについては、郡部に医療機関を開設し、都市部においては医療機関の過当な競争を抑制することです。これらの目的は、いずれも医師集団の主要メンバーである専門医と利害が対立することになります。

(4) 保険者・政府から医療機関への流れ——フローの面

保険者・政府としては、医療を平等に提供するためには、高所得者・健康者が低所得者・病弱者の医療費を払う必要があり、高所得者・健康者の払う保険料や税には限界がありますので、医療機関へのフローを抑制しなければいけません。これは医療機関側の要望と真っ向から対立することになります。そのうえ、保険者・政府としては、医療機関に医療を適正に提供してもらう必要があり、いかにして「出来高払い」「包括払い」「予算制」の支払方式を組み合わせるかが大きな政策課題です。

一方、医療機関側はパイを大きくすることに対しては一致団結していますが、配分を巡っては病院と診療所、大病院と中小病院、診療科の間では対立し、分捕り合戦が展開されます。こうした状況下で実際に行われているのは、前年度の実績に基づいた配分です。しかし、技術開発や人口の高齢化による影響は各医療機関・医師団体によって異なりますので、配分される割合は、絶えざる調整が必要です。

こうした調整を各保険者と各医療機関がそれぞれ独自に行うと、いっそう煩雑になり、そのためアメリカでは事務管理費に要する費用が医療費全体の2割も占め、カナダと比べて医療費が高い大きな要因になっています。そのうえ、交渉を有利に進められるのは大きな保険者とブランド力のある医療機関で、不利になるのは保険に加入していない患者と中小の医療機関です。ちなみに2013年のタイム誌によると、保険に加入していない患者に対して、有名な大病院は公的保険であるメディケアの何倍もの料金を請求していました。したがって、交渉の一本化は、効率性の観点だけではなく、公平性の観点からも必要です。

次に、医療の質を反映した報酬にすることに対して異論は少ないでしょうが、それは難しい課題です。「質」の評価は、医師の項で述べたように構造・プロセス・治療成績がありす。この中で病院に対する支払に反映しやすいのは構造で、具体的には患者当たりの医師や看護師数、1ベッド当たりの面積などで評価します。前者は資格や出勤簿の点検、後者は病院の図面とベッド数をチェックすれば容易に監査できます。

次に、プロセスの質が良いことに対しては、診療指針に沿った治療を行った場合の増額があります。例えば心不全で入院した患者にＡＣＥ阻害剤という血圧を下げる薬を投与することが診療指針に記載されていますので、心不全の患者数を分母として、投薬した患者を分子とした指標で評価します。ただし、心不全の患者でも低血圧であれば適切でない場合もありますので、投与しなかった理由の分析も必要です。なお、米英で用いられているＰ４Ｐ（Pay for

コラム　医療におけるICT

医療の不確実性に対して、大量の情報を収集・分析し、通信できるICT（情報通信技術）は新しい展望を示しています。診療録（カルテ）は従来手書きでしたので、それよりデータを抽出し、分析するには大変な労力を要していました、カルテが電子化すれば、これらの問題は一挙に解決します。そしてビッグデータとして様々な活用が期待できます。

もう一つの利点は、電子化するためには用語を統一し、サービス内容も規格化する必要がありますので、医師による相違を標準化し、質を向上させることにも貢献することです。例えば、電子化によってクリニカル・パスはいっそう普及しました。また、個人の血糖値などの生体情報を直接発信できるようになれば、リアルタイムでの対応も可能となるでしょう。

しかし、確かにICTの普及によって規定の順守と、内部評価を徹底できますが、他方では医療機関の収益が最も増えるように請求を工夫し、それに対する外部監査を形骸化させる危険性もあります。例えば病名からオーダー可能な検査リストが画面に現れれば医師はオーダーしやすくなります。あるいは規定に違反した場合に警告場面が現れれば、確かに順守率を高めることが容易になりますが、実際とは異なる内容が記録され、場合によってはペーパーコンプライアンス（文書上だけの規定順守）になる危険性が新たに発生します。

Performance、業績によって支払う）における「業績」とは、治療成績ではなく、このような診療指針の順守などのプロセスにほぼ限られています。

最後の治療成績は、患者にとって最も望ましい視点ですが、評価が難しいことが課題です。日本では入院した患者の在宅に退院した割合（在宅復帰率）、アメリカでは病院への再入院率（高いと減額）によって評価する方法が導入されていますが、いずれも今後精緻化することが課題です。

(5) 部分最適と全体最適

経済学における「最適」とは最小の費用で最大の効果をだすことです。医療においてもムダを排除し、効率的に提供する必要性は繰り返し指摘されています。しかし、「ムダ」とは何でしょう。まず患者にとって「ムダ」とは、図1‐3で示した、医師が患者の特性によらず、「不適切」と判断する外側の黒の部分だけです。頭痛のある患者は、医師が脳腫瘍の可能性を否定するためにMRIを念のため撮影しても、「ムダ」とは判断しません。

一方、医師は「効率」という言葉をきらいます。というのは、費用の削減は報酬の引き下げ、サービスの割愛と受け取っているからです。確かに「効率」は本来、質との関係で評価するべきですが、治療成績は患者の特性によって大きく左右されるので、質の評価に基づいて最適化を図るのは難しいです。

次に、病院のレベルにおける「ムダ」は、ベッドや手術室などがフル稼働していない状態です。問題は、入院や手術の対象患者を選ぶ基準を緩くすれば、稼働率を高めて収益を増やせることです。また、質の評価は、一般に患者当たりの医師・看護師数などの構造面で行われるので、費用の削減と相容れません。

最後に、地域における「ムダ」は、稼働率の低い病院の存在と病院間のメディカル・アームズ・レースです。集約化すれば解決できますが、今度は適正な競争環境が阻害される可能性もあります。また、整理統合されれば、病院の近隣住民の通院は不便になり、さらに病院は小学校や郵便局と同じく、地域社会が存続するうえでの象徴的な存在ですので、統廃合に対する強い抵抗があります。

以上のように、患者・医療機関・地域のいずれにおいても「ムダ」と評価するのは難しく、各レベルが部分最適に邁進すると、全体最適は実現されません。こうした状況で可能な対応は、以下を徹底させることです。まず患者に対しては、がんなど救急対応が不要な病気の場合は、アクセスよりも質が重要であり、質の高い医療を提供するためには一定のヒトとモノが集積された病院が必要なことです。

次に病院に対しては、灰色部分におけるサービスの拡大には限界があるので、設備投資をする前に近隣の医療機関における状況や周辺住民の医療ニーズを把握すると同時に、環境の変化に対応してリストラする必要性を認識させることです。また医師に対しては、専門医として診療にあたることが難しい医療機関で診療にあたる場合は、自己学習や研修で総合診療医として必要な知識を取得することの重要性を認識させることです。

最後に地域に対しては、地域住民の負担で整備する医療については住民の合意だけで対応することを容認できても、国の財源を用いる場合には、国の提示した枠組みに従う必要性を認識させることです。国の責任は、医療以外の分野との調整を図りながら、国民に対して一定の水準の医療を保障するための財源の確保、医師・看護師などの養成と質の確保、及び地域住民の所得水準や年齢構成の相違に基づく負担能力と需要の相違に基づく格差をそれぞれ是正することです。

国が医療分野における全体効率を達成するためには、究極的には患者と医師の期待水準を調整する必要があります。具体的には、患者には、医師が「常に不適切」とするレベルまで医療の提供を受けることは望めないということを認識させます。一方で、医師には、社会の配給者、患者の代理人、自身の生活者としての立場をバランスさせるのが専門職としての責任であることを、認識させます。しかし、双方の期待は今後とも膨らみますので、納得を得ることはますます難しくなるでしょう。

第2章　日本の医療

――歴史的な背景と構造上の課題

日本の公的医療保険制度は、医療に求められる平等という特殊性にどのように対応しているか、また日本の医師・医療機関にはどのような特性があるかについて、それぞれの歴史を踏まえて解説し、課題を整理します。そのうえで、医療政策を理解するうえで鍵となります診療報酬体系について解説します。

1　公的医療保険制度

(1) 歴史的な背景

日本の保険制度には、二つのルーツがあります。一つは1927年の健康保険法の施行によって制度化された職域ごとに設けられた被用者保険です。その目的は、ビスマルクが19世紀末に社会保険を導入した動機と同じく、労働者の健康を保ち、生活を安定化させることによって社会主義革命を防止し、産業を振興することでした。

当初はブルーカラーに限られ、国民の3%しか加入していませんでしたが、その後徐々に広がり、1939年にはホワイトカラーにも拡大し、被用者の扶養家族も加入するようになりました。保険者は、大企業は企業ごとの単一健康保険組合（健保）、出版などの業種ごとの総合健保、そして中小企業は国の運営する政府管掌健康保険（現在の協会けんぽ）です。

もう一つは、1938年に国民健康保険法の施行により始まった、地域ごとに組織された国民健康保険（国保）です。被用者保険に加入できない、農家や自営業者、及び零細事業者の被用者が対象であり、世帯主だけでなく、世帯全員が加入しました。当初、国保の設立は各市町村の裁量に任され、住民の加入も任意でした。国保の設置は共同体としての意識の高かった農村地域の方が早く、大都市は遅れました。なお、市町村が設置した国保のほかに、医師・理髪業者などの同業の自営業者が都道府県単位に組織した国保組合もあります。

これら二つの保険制度に、1943年には国民の7割が加入するようになりました。その背景には、中国との戦争の拡大に呼応して、健康な兵隊を徴兵するためには医療保険を整備して国民の体力を増強するべきである、という陸軍からの圧力がありました。しかし、形だけ設立された保険者もあり、そのうえ敗戦前後の混乱によって加入率が低下したため、1956年における加入率は国民の3分の2程度に留まっていました。

こうした状況下で、保守合同により誕生した自由民主党は「国民皆保険」の実現を1956年の参議院選挙の際に掲げ、それを受けて1958年には新「国民健康保険法」が公布されました。そして1961年には全ての市町村において国保が設立され、また被用者保険に加入していない国民の国保への加入が義務化されましたので、第1章で解説した「皆適用」のうち、全員が保険に加入することが同年に実現しました。

しかし、「皆適用」のうち、第二の要件である医療費のうち保険適用（カバーされている）の割合、及び第三の要件である医療サービスのうち保険適用（カバーされている）の割合については、それぞれ異なる年に達成されました。第三の要件は、1959年に国保が被用者保険の給付内容と料金体系（第3節で解説する「診療報酬」）を採用したことにより大きく前進しました。それまで国保の保険者はそれぞれ独自に給付内容を規定していたため、当該国保が直営または契約した医療機関しか受診できませんでしたが、被用者保険の「診療報酬」を採用したことに

コラム 国保組合

国民健康保険には、市町村が運営する地域保険の国保のほか、実は職域保険としての国保組合もあります。国保組合は同種の事業や業務に従事する者300人以上で組織される165の公法人で、都道府県知事に認可を受けて設立されています。その主な業種は、医師、歯科医師、薬剤師、食品販売、土木建設、理容美容業、浴場業、弁護士などで、全体で400万人弱が加入しています。

国保組合の問題は、第1に開業医師などは加入資格が明確ですが、土木建設等の場合は必ずしも明確ではないことにあります。第2に、市町村の国保と比べると、一般に所得が高く、年齢構成は若いので保険料が相対的に低くても、国から32～55%の助成を受けていることです。第3に、実質的には従業員であっても、個人契約することで国保組合に加入させ、使用者としての保険料負担を免れる場合もあることです。

日本の公的保険は職場か居住地により強制加入することが原則ですが、国保組合の対象者だけは例外であり、当該業種に従事していれば、国保か国保組合のいずれかを選ぶことができます。国保組合のように加入者の所得・年齢構成を十分に調整しないで保険料を設定すると、保険料負担に格差が生じることを如実に示しています。

より、全国どの医療機関も受診できるようになりました。

一方、第二の要件である医療費のうち、保険でカバーされる割合については、1961年当時は大きな格差がありました。被用者保険本人については全額給付されていましたが、扶養家族は5割、また国保では世帯主を含めて全員が5割に給付が留まっていました。つまり、入院して医療費が100万円かかれば、50万円払わなければいけなかったので、医療費によって貧困化するリスクは依然としてありました。

それが大きく改善したのが「福祉元年」と言われた1973年です。同年に被用者保険本人以外の保険給付は5割より7割に上がり、さらに3割分の自己負担分についても「高額療養費」制度が導入されました。同制度によって、自己負担額が1カ月当たり一定の額（当初は3万円）を超えると、全額が保険から給付されましたので、医療費により貧困化するリスクはなくなりました。

それと同時に、「老人医療無料化」も導入され、70歳以上（障害者は65歳以上）の高齢者の自己負担が5割よりゼロになりました。その結果、高齢者のアクセスは大幅に改善しましたが、それを契機に「老人病院」などにおける高齢者の長期入院が社会問題化しました。また国民を「高齢者」と「若人」（非高齢者）に二分する制度が構築されたことによって、「高齢者」の医療費負担を巡って保険者間、及び保険者と国の対立の火種を作りました。

さて、1961年に国民全員が保険に加入し、1973年に公的医療保険の給付を拡充して患者負担を減らすことができたのは、高い経済成長によって税収が大きく伸び、それによって国保と政管健保に対する補填額を増額できたからです。ところが、皮肉にも1973年に原油の大幅値上げがあり、それを契機として高度成長は終焉し、給付の見直しを迫られました。

こうした社会の大きな変化に対して、医療保険制度はすぐには対応できず、70歳以上の老人に対して定額（当初は外来月額300円）が導入されたのは1983年であり、健康保険本人に対して1割の自己負担が導入されたのは1984年でした。その後、健康保険本人に対する患者負担の割合は1997年に2割、2003年に3割になりました。一方、高齢者も2003年より定率の1割負担となり、うち勤労者の平均年収より多い高齢者は2割、さらに2006年には3割になりました。

また当初は70歳以上を「高齢者」としていましたが、2003年より毎年1歳引き上げて、2008年には75歳以上に改め、併せて70～74歳の自己負担を順次2割に上げることに決めました。しかし、予算措置により1割負担に据え置かれ、実際に2割負担が始まったのは2014年度からです。このように高齢者の負担を上げることの方が、健康保険本人に対する自己負担を引き上げるよりも難しい課題でした。

こうした自己負担割合の引き上げのほか、「高額療養費」制度も見直され、２００２年より１％の負担が課せられるとともに、同制度が適用となる自己負担額を所得水準によって変え、高所得ほど高額にしました。そして、２０１４年度には所得水準を3段階から5段階に変え、中低所得者の適用額が下がった分だけ、高所得者の適用額は上がりました。ただし、透析などの長期にわたって高額な医療費が発生する患者の場合は、低い定額負担のままです。

一方、第三の保険でカバーされる範囲については１９６１年以降、順次拡大しています。特に１９８４年に「特定療養費」の制度が設けられたことにより、保険で給付されるサービスと、自費で支払うサービスを同時に提供できる範囲が明確に規定され、それ以外のサービスを提供すること（混合診療）が禁止されました。

特定療養費制度が認めた範囲は、差額ベッドと、未だ効果・安全性が検証されていない「高度先進医療」などでした。「高度先進医療」を提供できるのは大学病院等に限られ、これらの病院では、当該サービス等の効能・安全性に関するデータを蓄積することが義務化されました。そしてデータに基づいて効能・安全性が検証された時点で保険から給付されるようになり、例えば超音波破砕装置（手術を受けずに尿路結石等を除去する装置）は１９８８年に保険適用になりました。

このような規制が必要な理由は、第1章で解説しましたように、治療効果が不確実で、患者と医師で情報のギャップがある状況下では、医師から勧められれば、患者は一般に従うことにあります。その結果、効能・安全性が検証されていないサービスが広まり、また患者は保険に加入していても、給付外のサービスを受ければ、経済的に困窮することになります。

「特定療養費」の制度は、２００１年より過剰な規制として経済財政諮問会議、及び規制改革会議から攻撃されました。これに対して厚生労働省・日本医師会などが反撃し、その結果、２００６年に「特定療養費」を先進医療等の「評価療養」と、差額ベッド等の「選定療養」に再編し、前者を大学病院等以外の実績のある病院にも広げるなど規制を若干緩和することで決着しました。その結果、効果・安全性の検証された時点で、公的保険によってカバーする体制は維持されています。

(2) 平等を維持する仕組み

国民は公的医療保険に加入することによって、患者として負担する割合は年齢や所得によって若干異なりますが、カバーされるサービスは全員同じです。このように基本的に平等な仕組みを、保険者によって加入者の所得水準も年齢構成も大きく異なる体制で、どのように実現しているのでしょうか。結論を先に言えば、それは税金からの助成と、高齢者の医療費を保険者の拠出金によって賄う「財政調整」の仕組みです。

図２-１　医療保険の４つの階層におけるお金の流れ

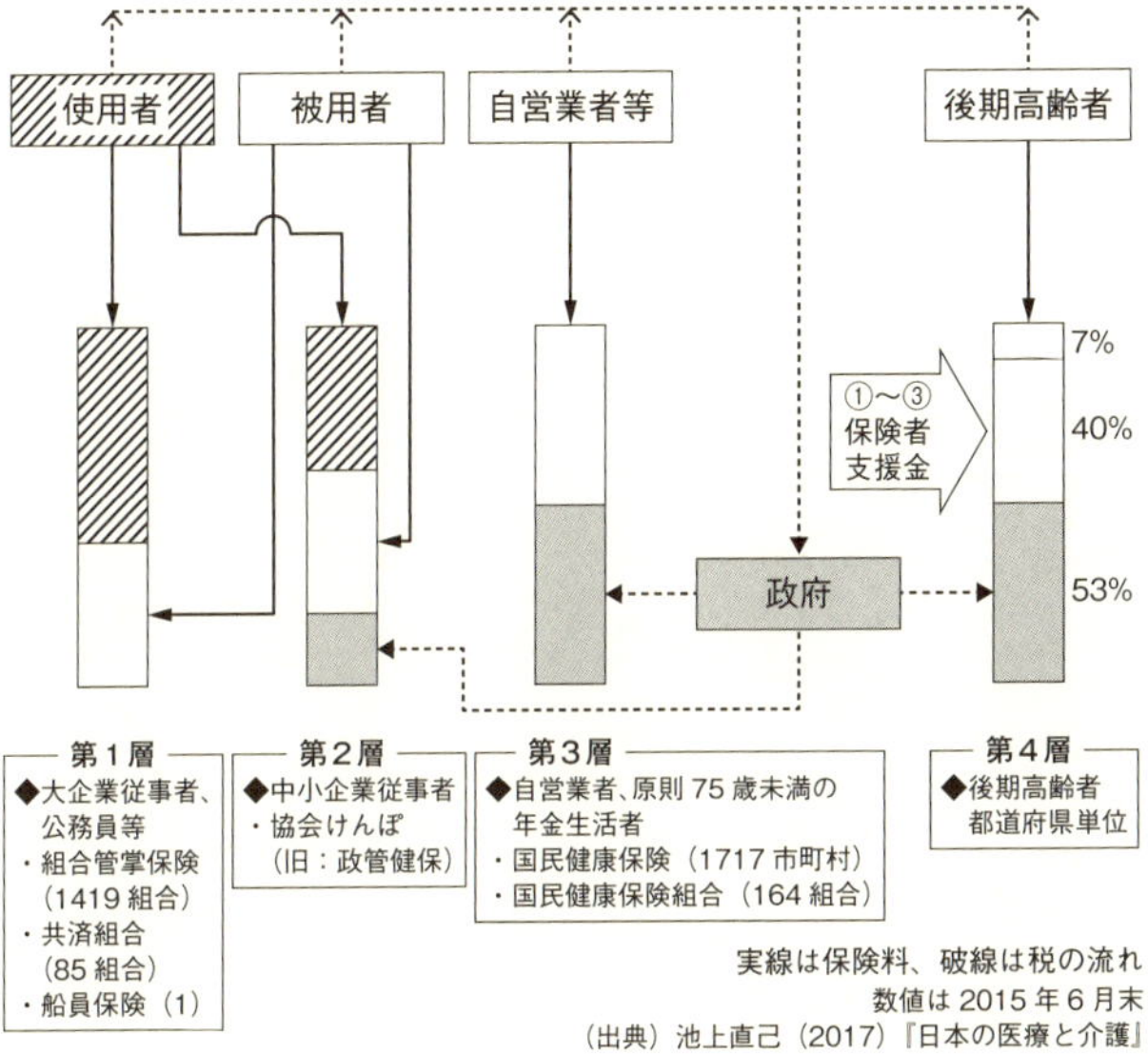

実線は保険料、破線は税の流れ
数値は 2015 年６月末
（出典）池上直己（2017）『日本の医療と介護』

これら二つの仕組みによって、図２－１に示すように保険者を大きく四つの層に分類することができます（保険料の流れは実線、税の流れは破線で表示）。第１層は、大企業従事者（及び扶養家族、以下同）などが加入する健保組合、公務員が加入する共済組合などの保険者で、これらの保険者は自分たちの保険料だけで加入者の医療費を賄っており、おおよそ１４００存在します。保険料は労使折半が原則ですが、使用者側が最高８割負担することもあるので、負担割合は平均すると55％です。

第２層は、中小企業の従事者が

加入する協会けんぽで、2008年に公法人に改組されましたが、それ以前は「政府管掌健康保険」として厚生労働省が運営していました。使用者の負担は50％です。中小企業の従事者は大企業と比べて一般に収入が低く、病気にかかりやすい傾向があります。そのため第1層の保険料水準に近づけるため、国は税金から給付費の16・4％を補塡しています。

第3層は、上記に該当しない自営業者・年金生活者・非正規雇用者などが加入している国保で、市町村が運営していますので、その数だけでおよそ1700あります。国保の加入者は一般に所得が低く、また病気にもかかりやすいので、保険料の不足分として、給付費の平均50％が税金で補塡されています（市町村の所得水準等により41％から75％の幅）。50％のうち約40％が国、残り半分強を都道府県、半分弱を市町村がそれぞれ負担しています。

第4層は、75歳以上の高齢者の全員が加入している後期高齢者医療制度です。運営は都道府県単位に組織された市町村による47の「広域連合」が当たっています。財源の半分は税金、4割は細線で示されている他の保険者から拠出される「支援金」、1割が高齢者自身の保険料です。

保険者間の財政調整は、第4層の後期高齢者の医療費に対してだけでなく、65〜74歳の前期高齢者の医療費に対しても行われています。具体的には、加入者に占める前期高齢者の割合が少ない保険者は「納付金」を拠出し、逆に多い保険者は受け取ることによって、前期高齢者の医療費の負担を均等化しています。

保険者が拠出金を出すようになったのは、国の老人医療費の負担増に対応するために、1983年に老人保健法が施行されてからです。その後2008年に後期高齢者医療制度の創設により拠出金の計算方法は変わりましたが、被用者保険の保険者が当初期待したようには減りませんでした。むしろ高齢化の進展で増加し、健保組合の前期と後期の高齢者の医療費を賄うための拠出金を合計すると、2013年には保険料収入の46％を構成していました。

以上のように国民は四つの層の3000以上の保険者にそれぞれ分かれて

コラム　後期高齢者医療制度

2008年度に創設され、75歳以上の高齢者は、今まで国保に加入していても、子供の扶養家族として健保組合等に加入していても全員移りました。「後期高齢者」というネーミングや導入時の保険証の遅配などの事務的混乱が当初批判されました。しかし、その後最も大きく報道されたのは、扶養家族であったため今まで保険料を払っていない者と、保険料の算定が市町村単位から県全体に変わったために保険料が上がった者からの怒りの声です。こうした人々は全体の3分の1程度で、残り3分の2は同じ水準に留まったか、あるいは減ったかもしれませんが、それは報道されませんでした。

2009年に政権についた民主党は後期高齢者医療制度の廃止をマニフェストで約束し、まず75歳以上だけに対して適用されていた少数の診療報酬の項目を廃止しました。そして、新たな制度の検討を行いましたが、75歳以上の高齢者の保険料負担を軽減する予算措置が採られたため、同制度の導入によって負担増となった人々は減少し、制度も定着したので、改革の気運がうすれ、2012年に自民党が政権に復帰してから廃止する動きは全くなくなりました。

加入しています。税金から補填する方法、及び保険者から拠出する方法について、国と保険者、及び保険者間で負担の押し付け合いが行われてきました。しかし、国が負担する医療費の割合は、ほぼ一貫して全体の4分の1の割合を維持しています。そのため国は医療費に対する補填額を抑制するには、医療費全体を抑制する必要がありました。こうした国の医療費に対する補填額は、一般会計予算の10分の1を構成し、防衛費の2倍の割合です。

国は医療費の抑制を、「診療報酬」による医師・医療機関へのお金の流れを制御することによって行ってきました。診療報酬の仕組みは第3節で解説することとし、本節では診療報酬がすべての保険者とほぼすべての医療機関に適用され、混合診療が原則禁止されていることが、医師・医療機関におけるスタンダードの引き上げによる医療費の高騰を抑制してきた点を強調したいと思います。つまり、平等な医療と医療費の抑制は、相対立する目標ではなく、むしろ相乗効果があり、平等であるほど医療費も抑制されます。

この点は、日本の医療費を主要5カ国と比べれば明らかです。図2－2に示すとおり、確かにGDP対比としてはカナダやイギリスと比べて高いですが、アメリカはもちろん、ドイツやフランスよりも低いです。なお、OECDは2011年より日本の介護費を含めるようになったため、前年の9・2％より1・4％も上がったことも考慮する必要があります。

図２-２　主要先進６カ国の医療支出、購買力平価（PPP）表示および対 GDP 比（2017年）

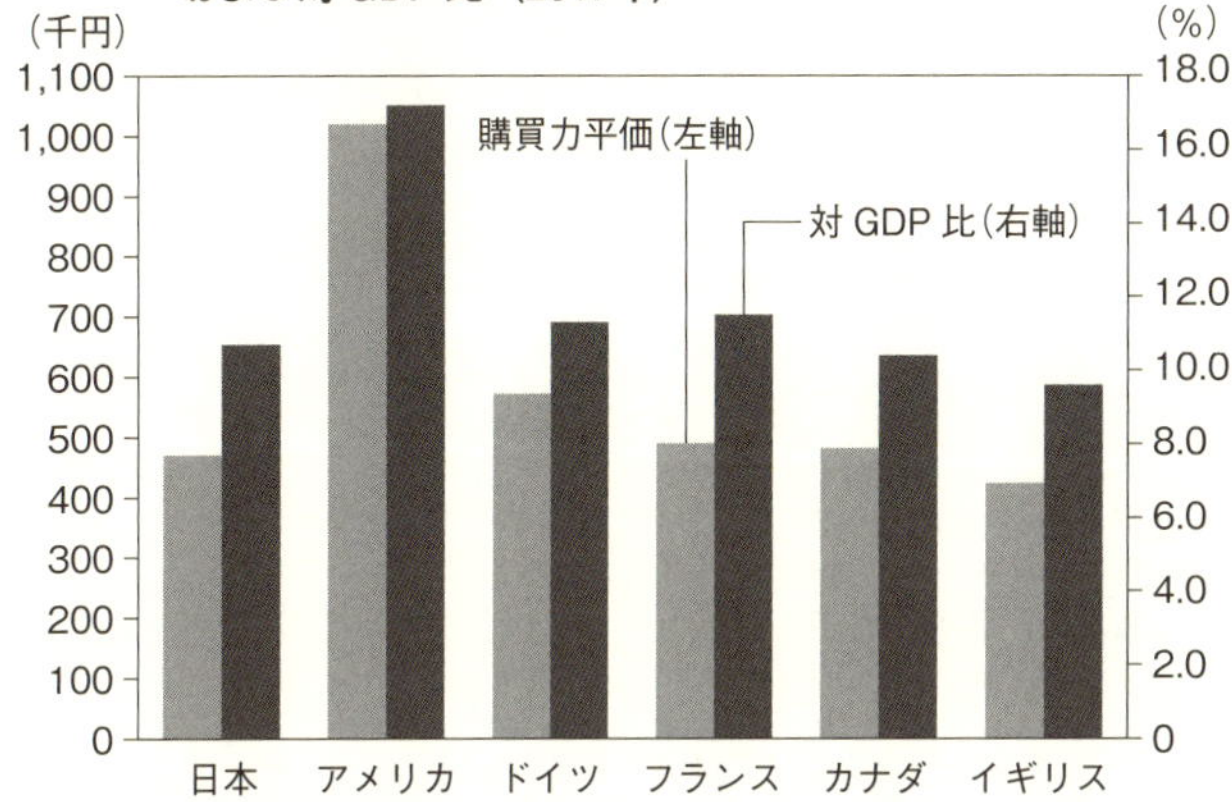

（出典）OECD Health Data 2018

（3）制度疲労の深刻化

日本は医療の「皆適用」をほぼ達成しましたが、現行制度に大きな問題があります。その第一は、制度が複雑になり、医療保険料による「負担」と、医療サービスの「給付」の関係が見えにくくなっていることです。つまり、給付が増えたので保険料が上がるのであれば納得を得やすいですが、健保組合の保険料が上がる主因は、加入者の医療費の増加ではなく、高齢者の医療費を賄うための支援金・納付金が増えることにあります。

第二は、税による補填と高齢者の医療費の財政調整によって、保険料負担の層間の格差はある程度平準化されています。しかし、第1層の健保組合の保険料率（加入者の所得に占める保険料の割合）は２０１１年度には前年度より約1％上昇して8・635％になりましたが、それでも第2層の協会けんぽの10％や第3層の国保の平均の10％（2010年度）よりも低い水準にあります（詳細は池上編著、2014）。

第三に、こうした層間の保険料率の格差よりも、層内の格差の方がはるかに大きく、第1層の健保組合においても、第3層の国保においても、保険者間にそれぞれ最大3倍以上の差があります。なお、国は国保に対して、加入者の所得水準により補填額を調整し、また高額医療費に対して都道府県ごとの再保険制度を用意していますが、それでも依然として格差が存在します。

保険料率の格差は、加入者の所得水準だけでなく、年齢構成によっても生じています。というのは、専ら65歳以上の「高齢者」だけが調整の対象であり、65歳未満における年齢による医療費の格差は無視されているからです。図2－3で示す通り、30～34歳の1人当たり医療費は、50～54歳の医療費の半分です。そのため加入者の平均年齢が高くなると、医療費は高くなり、保険料率も高くなります。

もう一つ、保険料率が異なる理由として、加入者の医療機関、特に医療費のかかる高度急性期病院へのアクセスの相違があります。つまり、加入者がアクセスの良い地域に居住していれば医療費は高く、保険料率も高くなりますが、悪い地域に居住していれば料率は低くな

図２-３　年齢階級別１人当たり医療費（2011年度）

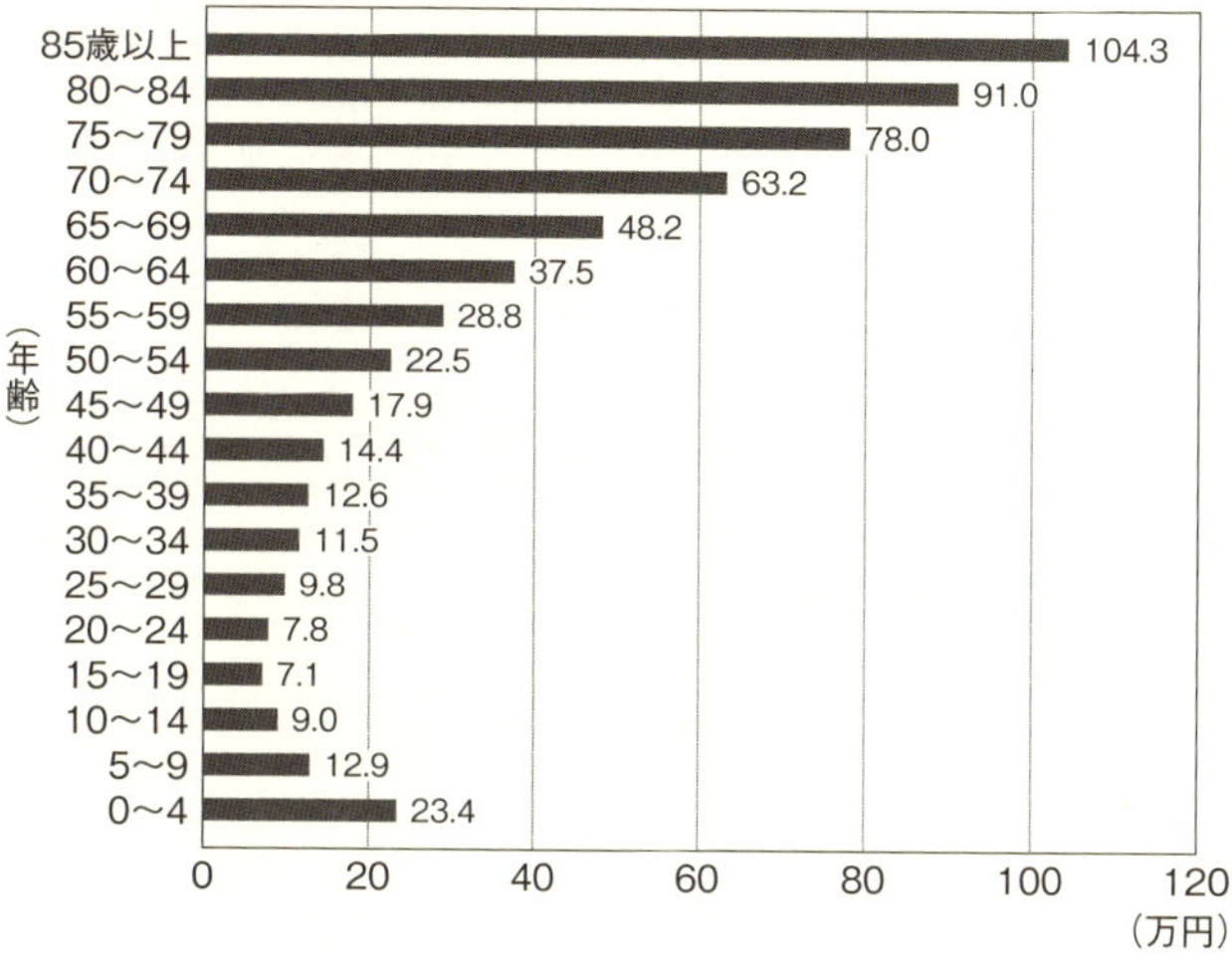

出典：厚生労働省：平成23年度版「医療保険に関する基礎資料」の P.52より

ります。これは国保の場合に特に大きな課題であり、そのため合併後も、市町村によっては合併前と同じく、それぞれ異なる保険料を適用している場合もあります。

最後に、３０００以上の保険者が存続すること自体が非効率であり、特に加入者が少なければ、リスクの分散は不十分で、管理費も割高になります。ちなみに国保の過半数は、市町村の規模を反映して、加入者は1万人以下です。したがって、保険者の統合を推進するべきですが、統合すれば一方の保険者の保険料は必ず上がるので実現していません。

以上の基本的な問題のほか、国保

によって保険料を賦課（計算・徴収）する方法が、市町村によって異なる、という実務的な障壁が統合の前に立ちはだかっています。現状では、どこの市町村の保険料が高く、どこが低いかさえも直接には比較できません。前述した国保間の保険料の格差は、世帯の加入者を二人、所得を200万から700万円までの4段階として、各国保の賦課方式によって計算して比較できるようにしました。このように賦課方式が異なるのは、国保の運営を各市町村の自治に任せ、それぞれの設立当時において「公平」と判断した方法で決め、以後、見直さなかったためです。具体的には次の点において、保険料を賦課する方式が異なっています。

・収入から経費を控除する方法：ほとんどの市町村で33万円だけ控除するが、横浜市等は経費全額を控除

・保険料を賦課する方式：収入に応じて賦課される部分（所得割）と、収入にかかわらず加入者に定額に賦課される部分（均等割）の割合、及び資産に応じて賦課される部分（資産割）の割合

・最高の保険料が賦課される所得の下限：平均的には年収700万円（加入者の平均所得が低ければ500万円の場合も）

・市町村の一般会計予算から国保会計に繰り入れている割合

このように国保の統合は難しいですが、国保と被用者保険とでは、保険料を賦課する考え

方が基本的に異なりますので、いっそう障壁が高いです。国保には応益と応能の部分がありますが、被用者保険は応能だけで、しかも応能部分が適用される収入は、国保は年収７００万円程度までですが、被用者保険では２倍の１４４０万円です。国保には、低所得者に対して応益部分を５割か７割割引く制度もありますが、基本的には「保険」としての性格がより強いです。

両者の相違はそれぞれの創設時に遡ると理解できます。国保は農家や自営業者を対象に設立され、地域の互助組織に加わるには、世帯当たり定額の保険料、及び家族も家業に従事している割合が高いので家族の人数分の保険料を払う均等割のうえで、所得に応じてそれぞれ払う所得割の方法が考案されました。また収入は不安定で、農家の場合は収穫が終わらないと確定しませんので、前年の所得に基づいて保険料を賦課しました。

これに対して、被用者保険は被用者になった時点で互助組織に加わるので、保険料は定率負担（所得割）だけであり、また事業主も従業員の健康を維持するために保険料の半分を払います。世帯主の勤労所得によって家族は扶養されることが前提であり、また扶養家族が増えても追加負担はありません。さらに毎月の給与は決まっているので、保険料は月給から控除（天引き）されます。

ところが、こうした自営業者は国保、サラリーマンは被用者保険、という二分法はもはや実態に即していません。というのは、国保世帯主の職業は、1965年度には42・1％が農林水産業、25・4％が自営業でしたが、2016年度には前者が2・3％、後者が15・0％に激減し、代わって被用者は19・5％より34・6％に、無職は6・6％より43・9％に増加したからです。つまり、国保は企業を退職した年金生活者と、非正規雇用者によって8割近くが構成されるように変化しました。なお、事業主として就業時間が30時間以下であれば被用者保険に加入させる義務はなく、配偶者に130万円以上の収入があれば扶養家族になれません。

こうした国保加入者の構造的変化を受けて、「国民皆保険」体制が侵食されています。被用者保険に加入していない者は国保に加入する義務は確かにありますが、国保の保険料は年収200万〜300万円の階層において特に高く、元気であれば保険に加入しないのが一つの選択肢になっています。こうした「無保険者」は増加しており、2007年に160万人程度存在すると推計されています。なお、保険料を滞納すれば資格を失いますが、遡って2年分の保険料を支払えば再び加入が認められ、払えない場合には生活保護を受けることもできます。また被用者保険に加入すれば不払いの期間は不問に付されます。

2　医師と医療機関

⑴ 歴史のしがらみ

日本の特徴は「自由開業医制度」であり、それは医師であれば、どこでも自由に開業し、内科、外科、小児科などの診療科を自由に標榜して、原則的に自分の裁量で診療してもよいという制度です。このように自由に開業し、すぐにでも収入を得るためには、支払い方式としては、出来高払い以外にはなく（人頭払いでは登録者を譲り受ける必要）、また医療機関も民間が主体になるので、税方式ではなく、保険方式となっています。

諸外国でも医師には開業の自由が原則的に認められていますが、専門医の制度が発達しているので、専門医の標榜は、所定の研修を修了し、試験に合格しなければ認められていません。また専門医でなければ、当該専門領域の診療を行ってはいけません。ちなみにフランスでは、神経内科医か老年科医でなければ、認知症の診断も、アリセプト等の認知症に対する薬の処方も開始してはいけません。

現在のような体制になった理由は、江戸時代において発達した、身分を問わず、誰でもが医師として開業できる自由開業医制度が、明治になっても以下の対応により継承されたことにあります。第一に、1883年に医師免許の制度を導入する際、西洋医学の国家試験に合格することを要件とし、漢方医を養成する道を閉ざしました。しかし、その前年の1882年に、当時医業で生計を立てていた者とその25歳以上の男性子息に免許を交付しました。その結果、医術者には生活の糧が、国民には医療へのアクセスが確保されました。

第二に、明治政府には欧米の大学レベルの医学部を全国に開設する資金はありませんでした。そこで、限られた資金を東京大学に集中的に投入し、同校の卒業生を教官として全国に赴任させることによって地方の大学を開設し、また医学専門学校の開設を認めました。その結果、東大を頂点としたヒエラルキーが形成されました。こうしたヒエラルキーの形成が、後述するように専門医としてのヨコのつながりを弱めました。

第三に、日本には開国するまで、小石川の療養所などの例外を除いて病院はなく、欧米のように病院の母体となった貧困者向けの施設もありませんでした。そして明治政府は財政的見地から地方政府による病院の運営を規制しましたので、公的な病院は、医師を養成するための大学病院、伝染病患者を隔離収容するための公立病院、傷痍軍人のための陸海軍病院、及び国が定めた日赤や済生会等の特別な団体が開設した病院に限られました。

一方、民間病院は、宗教団体や篤志家による開設は少なく、数が最も多かったのは、開業医師が診療所の延長として設けた病院です。これらの民間病院は患者からの収入以外にはなかったので、施設・人員の費用の助成を受けた公的病院の方が優れていました。民間病院は診療所から「自由開業医制度」の延長線上に発展し、こうした経緯があったため、病院と診療所の機能は今でも重複しています（戦後、20ベッド以上を「病院」、未満を「診療所」と法規定上分けました）。

このように医師・医療機関を効率的に整備できましたが、大学を卒業し、高い専門技能を持った医師、および施設・設備の優れた病院はともに不足しました。その結果、大学は卒業生の活躍できるような優良な病院を、病院は専門性の高い医師をそれぞれ必要としたので、このように両者の利害が一致したところで、「医局制度」が誕生しました。

医局制度とは、図2－4に示す通り、例えば内科は、第一から第三内科の講座に分かれ、それぞれが関連病院を持っています。そして、新人医師が「入局」すると、大学病院と関連病院をローテーションして研修し、研修終了後も関連病院に勤務する制度です。各講座と関連病院の関係は密接かつ恒久的で、例えばある××県立病院の内科には○○大学の第一内科の医局から医師が代々派遣され、○○大学の第一内科に卒業後医師として入局した医師は、××県立病院をはじめとする同医局の持っている関連病院の中だけで異動することになります。

その結果、日本の医師は大学医局の格と卒業年次、医療機関は施設・設備の整備度によっ

図2-4　大学医局と病院の関係

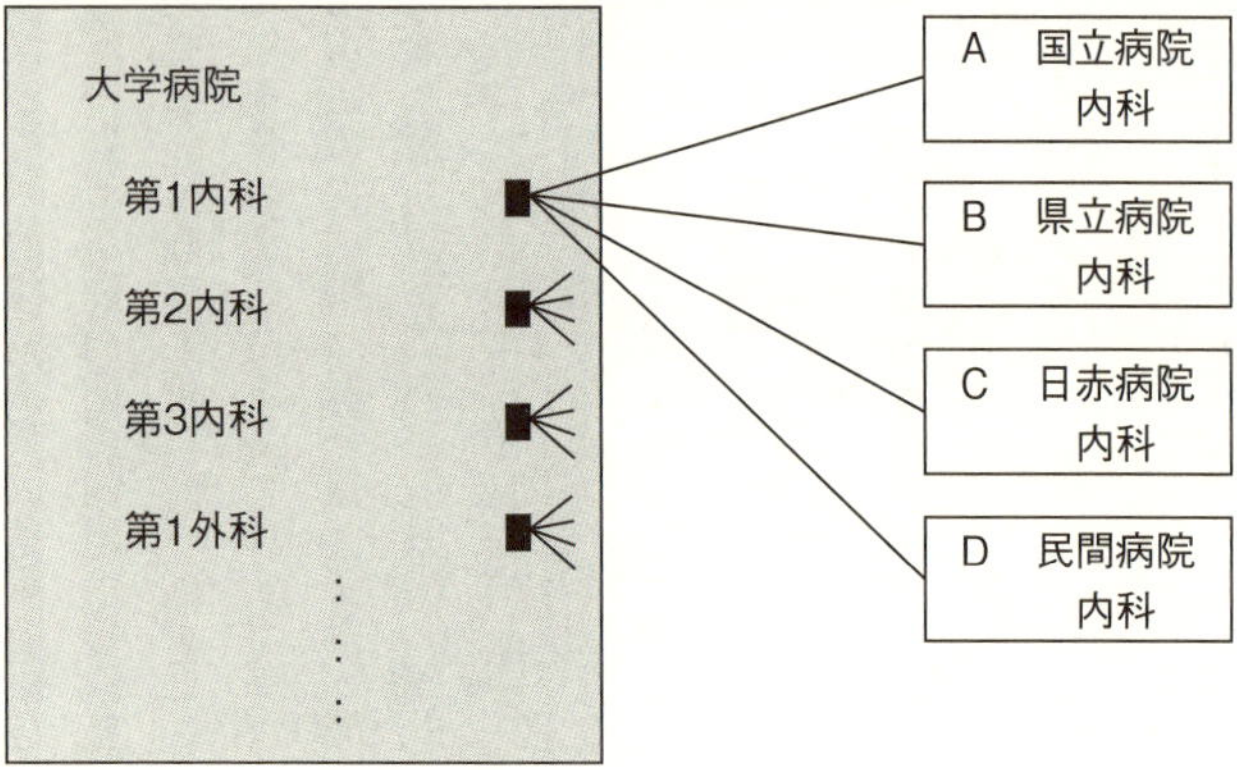

出典：池上直己（2010）『ベーシック医療問題　改訂４版』

てヒエラルキーが形成されました。つまり、医局内のタテのつながりの方が、脳外科、耳鼻科といった各診療科のヨコのつながりよりも強くなりました。そして、各大学医局の中で医師の人事異動が行われますので、医師が病院を評価し、病院が医師を評価する必要性はともに低く、発達しませんでした。

もう一つの大きな問題は、大学医局で行われる研修は、外科なら心臓外科医、肝臓・胆道の外科医など臓器単位の狭い分野の専門医を目指して行われ、また医局内の評価は研究の実績が中心であり、博士号の取得が目標となったことです。このように高度に専門分化した領域で診療し、病院として各科の当直体制を敷くためには、第１章で説明したように、６００床以上の大病院が必要で、このような病院なら研究環境も整備できます。

ところが、こうした条件を満足する病院は日本においては非常に限られており、病院の７割は２００床未満の中小病院です。こうした病院では、受診する患者のニーズに幅広く対応できる「内科医」や「外科医」が求められています。さらに診療所で診療するようになれば、眼科、耳鼻科などを除いて、総合診療医として診療する必要があります。このように医師の体系的に取得した技能と、実際の診療場面で求められる技能とは一致しません。

こうしたギャップは、医師が大学医局の枠外でキャリアを追求することによって埋められてきました。医局から小さな病院に派遣されても、その病院を地域の基幹病院・診療科に発達させ、さらに同病院の病院長になることもできます。あるいは、診療所を開業し、さらに診療所を病院に拡充することもできます。そして、こうした多様でフレキシブルな道が用意されていることが、活力のある提供体制の源になっています。

もう一つ注目すべき点は、病院に勤務する医師の専門医としてのヨコの団結が、医局制度のタテのつながりよりも弱いことから、医療政策における専門医の力が諸外国ほど強くありません。また病院団体の力も、公的病院と民間病院で利害が対立することが多いので相対的に弱いのです。これに対して、診療所の医師は日本医師会にまとまっていて強く、第３節で解説するように診療所の総合診療医の報酬の方が、病院の専門医よりも一般に高くなっています。

(2) 医師の課題とその対応

国は医学校の設置と医師の養成数を規定しています。過去に養成数が大きく変動したのは第二次世界大戦中に大学医学部に医学専門学校を併設したことによる大幅増、戦後の医学専門学校の廃止（一部は大学に格上げ）による大幅減、及び1970年代の医学部新設による大幅増でした。なお、医学専門学校の廃止は占領軍によって戦後なされ、その結果、医師の養成は6年制の大学レベルの教育に統一されました。

1981年以降は、医学部の数は80校と変わらなかったのですが、2017年度以降2校増えました。しかし、これら2校の開校よりも入学定員の増減の方が大きな影響を与えてきました。定員変動の理由は、第1章で述べたように、将来必要な医師数を決めることは難しいので、その時々の政府の意向を受けて増減されたことにあります。現在の人口当たりの医師数は千人当たり2・2人と、OECD諸国の中では低い方ですが、2025年には中位まで増えることになります。

このように医師の養成数と学部教育の内容については規制していますが、卒業後の各診療科への配置については基本的に国は関与していません。国は総合診療医を養成する必要性は以前から認識していましたが、日本医師会などは制度化すれば、開業の自由が制限され、出来高払いの原則がなくなることを危惧して反対してきました。また大学・大学院は文部科学省の管理下にあるため、理系の研究を重視する医局講座制の基本枠は維持されています。

自由開業医制の下では、どんな診療科を標榜するかは診療所と病院の裁量に任されています。ちなみに勤務医の主たる診療科が内科（循環器科等を含む）である割合は３割に過ぎませんが、診療所の６割は内科を標榜しています。開業する際には勤務医時代の診療科にこだわらず、最も幅広く患者を集めることのできる内科を標榜することが多いことが理由として考えられます。そして病院も患者の動向や周辺医療機関における状況を踏まえて、標榜する診療科を改めています。

こうした状況下で、最初の専門医制度を設けたのは１９６２年の麻酔科です。その後１９８１年に内科、外科等の基本的な診療領域の22の学会を中心に、「学会認定医制度協議会」が誕生しました。そして、１９８６には同協議会とともに日本医師会、日本医学会の三者による「三者懇談会」が発足し、承認作業を開始しました。その際、基本領域を14に限り、消化器外科、腎臓内科などのより専門の領域は、基本領域の研修を受けた後で進むように整理されました。

同協議会は、その後、現在の日本専門医機構に発展的に改組されました。しかしながら、分野ごとに相違している研修課程、試験の難易度、および更新制度などにおける相違を調整し、また養成数には枠の設定など課題が多いです。さらに専門医制度の整備が遅れたため、専門医の約半数は規定の研修課程によってではなく、臨床医としての実績によって資格を取得しています。なお、同機構は総合診療も基本領域として認めましたが、他の分野のように大学病院等で研修することはきわめて難しく、2017年に研修が開始されてもイギリスのように医学部卒業生の半分が選ぶようになることは考えられません。

国が専門医制度に対して初めて関与したのは、規制緩和の一環として、2002年より専門医としての資格を広告できるようにしたことです。専門医団体が、「専門性に関する資格の取得条件を公表していること」「資格の認定に関して5年以上の研修の受講を条件としていること」「会員および資格を認定した医師または歯科医師の名簿が公表されていること」などの条件をクリアしていれば、「専門医」を認定できる団体として認めることにしました。しかし、国は各団体の認定要件の適切性を審査せず、患者が医師を選ぶうえでどこまで役立っているかは疑問です。

国が大きく介入したのは、2004年に開始された卒業後2年間の研修（初期研修）の義務化です。その背景には救急医療の問題があり、解決するには医師全員が専門外の救急患者に対応できるように幅広い技能を取得させる必要があるという判断にありました。研修期間中はアルバイトを禁止し、指導に当たる医師の要件も設け、卒業後2年間は内科、外科、救急科、小児科、産婦人科、麻酔科、精神科の各診療科と、「地域医療」（内容は特に規定されておらず、大学病院以外での研修）をローテーションで回ることが義務化されました。

初期研修が開始されたことにより、従来は医学部卒業生の7割が大学病院で研修を受けていたのが、2006年には半分以下になり、過半数が市中の病院で受けるようになりました。市中病院の魅力は、大学病院よりも実践的な研修が受けられること、給与などの待遇面が一般に恵まれていることなどにあります。ところが、その結果、特に地方の医科大学では新入局者が激減したため、これらの医局は派遣先の病院から大学病院に医師を呼び戻しました。その結果、特に郡部に立地している病院は困窮しました。

そこで、大学医局の機能を再強化するべきであるという大学側の声に応えて2010年度より初期研修でローテーションする期間は実質的に1年短縮し、必修の診療科は内科、外科と救急に縮小しました。今後の動きに着目する必要がありますが、そもそもローテーションで回るだけで、一通りの医療に対応できる医師を養成できるかどうかは疑問であり、「初期研修」だけを対象とする改革の限界を示しています。

次に、医師の地域的な配置についても、国は基本的に関与していません。この中で例外的に対応してきたのが、へき地の医療です。これは、へき地に対する広範な助成の一環として1957年から開始され、現在第10次のへき地保健医療計画に基づいて、へき地医療支援機構の設置、拠点病院（263）から医師の派遣・巡回診療体制の整備が行われています。こうした拠点病院を中心に医師を順次3年間派遣する仕組みは日本独特であり、医局制度にも類似しています。

しかしながら、同計画の成果を評価するのは難しいです。確かに無医地区（当該地区の中心的な場所を起点として、概ね半径4キロ区内に50人以上が居住するが、医療機関はない地区）の数は1966年の2920地区119万人より、2009年には705地区14万人に激減しました。しかし、どこまでが同事業の成果であり、どこまでが過疎化による同地区の減少にあるかは分析されていません。

もう一つ、注目すべき政府の対応は、1973年の自治医科大学の設立です。開設者は47の都道府県であり、それぞれが2～3人の入学枠を持っています。卒業後9年間は各都道府県の指定した医療機関で診療すれば、授業料等・奨学金の返還は免除されます。卒業生のほぼ全員が義務を全うしていますが、郡部の多い岩手県と郡部のない大阪府とでは当然温度差があり、郡部の多い県の方が、義務年限終了後の定着率が高いと報告されています。なお、自治医大は厚生省ではなく、当時の自治省の発案であり、当初再現を試みた医学専門学校の構想が頓挫したために誕生した経緯があります。

一方、都道府県は、基本的に医局制度に依存し、あまり積極的な対応を行ってきませんでした。しかし、初期研修の導入で医局からの医師の供給が途絶えたことを契機に、独自の対策を立てるようになりました。例えば、青森県は地元高校の卒業生を優先的に弘前大学に入学させ、入学者には自治医大の学生と同じように待遇することによって卒業後の地元定着を図っています。また県内の初期研修の内容を拡充した結果、終了後に県内に留まる割合が上がっています。

(3) 病院の課題とその対応――民と官の役割

自由開業医制度の下で病院の8割は民間であり、そのほとんどは診療所から発達しました。民間病院は、公的医療保険制度の整備による医療需要の拡大、1960年に設立された医療金融公庫からの融資を受けて増えました。特に1973年の老人医療無料化によって、高齢者の長期入院が急増し、病院はナーシングホームの機能も持つようになりました。その結果、日本の「病院」は諸外国と比べて、病床数は多いが、1ベッド当たりの医師・看護職者等の配置人数は少なくなりました。

民間病院は、開設者である医師の志向と、地域における他の医療機関との関係で、それぞれ多様に発達しました。国は病院の機能を明確にするため、2003年に病床の種類を、短期入院のための「一般病床」と、長期入院のための「療養病床」に分けました。これに対応して、多くの病院は「ケアミックス」といって、それぞれの病棟を持つようになりました。

このように民間病院は発達しましたが、その収益は次節で解説するように診療報酬によって規定されているため、不採算になる「高度医療」と「へき地医療」への対応は限られています。そして、これらの医療を提供することが、「官」とそれに準じた公的病院の使命となっています。そのための財源として、診療報酬を介さない、国・自治体からの補助金があります。補助金の総額は2010年度に7000億円に達し、この中には公的機関であることから固定資産税等が免除されているために生じる政府への逸失歳入は含まれていません。

問題は、「高度医療」における「高度」の対象が明確に規定されていないこと、交付金は病院の収入として一括して組み入れられてどんぶり勘定であること、構造的に不採算な医療を提供しているので病院が赤字になるのは当然であるという認識を病院職員が持つことにあります。また同じ公的病院の中で、県立病院は県が、市民病院は市が、それぞれ独自に補助金を出しており、例えば県立病院がICU（集中治療室）を整備すれば、隣の市民病院も対抗上同じように対応する、というような事態も生じています。

これに対して、「へき地医療」は確かに住民の医療へのアクセスを確保するうえで不可欠であり、また病院の職員も地域に他の病院がなければ住民の医療ニーズに対応しなければいけないという使命感を持ちます。しかしながら、交通網が発達し、医療に対する要求水準も高まったため、住民は都市部の高機能病院を受診するようになり、その結果、もはや地域の医療にあまり貢献していないような「郡部」の病院もあります。

さて、民と官による病院の発達に対して、国は医療費を抑制するために、ベッドを増やすことを認めない措置によって対抗しました。公的病院に対しては１９６４年より保健所の管轄区域ごとの規制が導入され、１９８５年より民間病院に対しても「医療圏」ごとの規制が適用されるようになりました。具体的には、都道府県知事に「医療計画」の策定を義務化し、その中で「医療圏」の設置と、医療圏ごとの病床数を規制する方法を用いました。

しかし、病床の規制は必ずしも成功していません。まず、「医療圏」は、もともと医療は生活の一部であるゆえ、住民の生活圏において「ひと通りの医療」が提供できるように、提供体制を整備（「規制」ではなく）するべきである、という考えに基づいて提唱された圏域です。その根拠は、いくつかの県において、住民の入院先を調べた結果、その分布は、住民が通勤通学する生活圏と一致していたことにあります。例えば、鳥取県では図２‐５に示すように、県内は三つの生活圏に対応した医療圏がきれいに形成されました。

しかし、東京都のような大都市圏では、生活圏が錯綜し広域化しているため、医療圏に分けることはできません。それにもかかわらず、東京都は図２‐６に示す生活圏とは無関係な13の医療圏を設けました。なお、３４８ある医療圏における人口も大きく異なり、最大と最

図2-5　鳥取県における入院先
他市町村への依存度

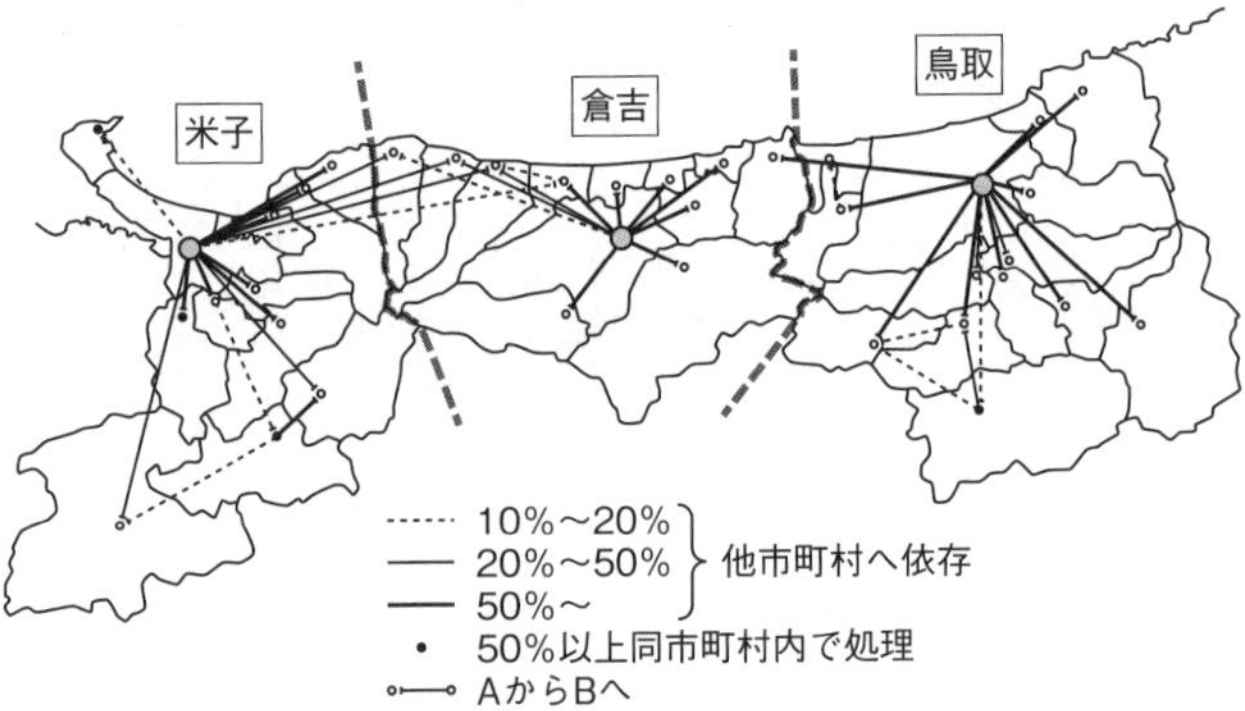

鳥取県実態調査（悉皆）
出典：倉田・林 著（1977）「地域医療計画」、篠原出版より作成

小の差は千倍以上もあります。

もう一つの問題は、圏内で充足するべき「ひと通りの医療」の範囲が不明確なことです。この「ひと通りの医療」は「二次医療」と呼ばれており、その理由は総合診療医などが対応する外来や在宅における「一次医療」と、核医学治療などの高度に分化した「三次医療」の間に位置することにあります。こうした機能に対応して、一次医療の圏域は市町村、三次医療は県全体が設定されています。しかし、「一次・二次・三次」の対象は時代と共に変化し、例えば20年前はＭＲＩが三次であったかもしれませんが、今では広く普及して一次か二次医療の範疇です。

医療計画は、こうした実態と遊離した「医療圏」と定義が曖昧な「二次医療」に基づい

図２-６　東京都における13の医療圏

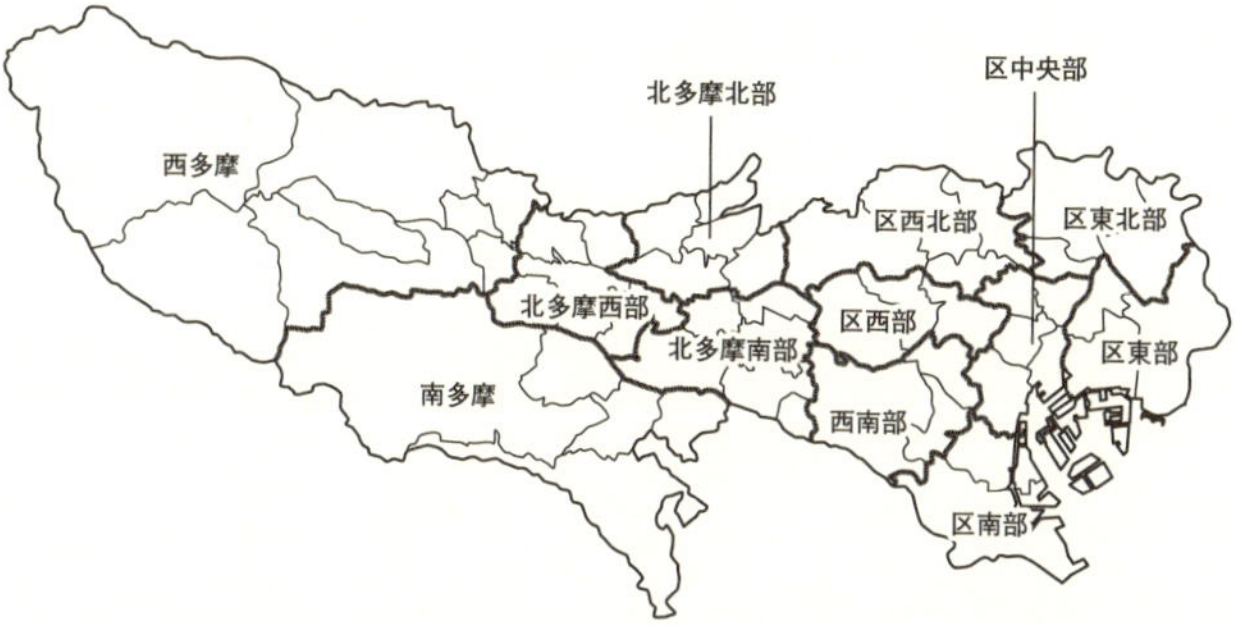

出典：「東京都保健医療計画　平成20年３月改定」（2008）東京都をもとに作成。島しょ部の医療圏の地図は割愛した

て作成され、しかも整備資金も用意されなかったので、「計画」としての実効性がなかったのは当然でしょう。直接の目的であるベッドの抑制についても、その効果は限られています。確かに病床数の増加は１９８６年以降鈍化しましたが、規制前の駆け込み増床があったことを考慮する必要があります。また、既存病床は廃止されなかったため、人口当たりの病床数の都道府県間の格差も、最高の高知県と神奈川県とでは、３倍程度と大きく変わっていません。しかし、こうした実績にもかかわらず、次の章で解説しますように、国は医療計画を強化することによって、提供体制を改革しようとしています。

(4) 病院の課題とその対応 ―― 質の評価

国による評価の主体は、患者当たりの医師・看護職の人数と、1ベッド当たりの面積という「構造」面です。特に病院にとって最もインパクトがあるのは、看護職員の配置人数です。それは、配置人数によって、病院の収益が、次節で解説する「診療報酬」によって大きく異なるからであります。

病院の質が、看護職員の人数によって評価される理由は、病院の歴史的背景にあります。欧米の病院は救貧施設より発達したので、患者のケアは当初から施設の責任で行われていました。しかし、日本では病院は主に診療所から発達し、また看護婦は医師の診療を補助するために養成されたため、戦前は患者が入院すれば、家族が布団を運び、付き添って食事なども世話していました。

占領軍はこの状態を視察し、日本の病院を「中世の遺物」と酷評し、看護・給食・寝具の基準を設けました。このうち看護は、患者4人に常勤看護職員1人の配置を標準としました。その後、診療報酬は、看護師の割合が基準以上（看護師が7割以上、准看護師が3割未満）で、かつ看護職員が多いほど入院料を高くする仕組みになっています。こうした経緯で、病院にとって看護師の確保は、医師と同程度の重要な課題です。

看護師の配置を増やすことは、日本看護協会によって、看護師の地位向上と労働環境の改善のために推進されました。しかし、看護師の配置人数と医療の質の関係については十分検証されていません。また、看護師と准看護師では対応可能な看護行為の範囲は法規定上は同じであり、両者の質も比較されていません。その一つの理由は、公的病院では看護職員のほとんどが看護師であるのに対して、診療所や介護施設などでは半分近くが准看護師ですので、職場と切り離して比較するのが難しいことにあります。なお、看護師の不足も大きな課題ですが、資格取得後に離職する者が多い（70万人が看護師の資格を有しながら未就業）ことにも留意する必要があります。

こうした日本看護協会の動きに対して、日本医師会は効率的に看護職者を確保したかったため、養成に３年を要する看護師よりも、２年の夜間コースで養成できる准看護師を重視し、地域の医師会は養成校を開設しました。その結果、１９７８年までは准看護師の方が看護師よりも看護職員に占める割合が高かったのですが、現在は就業者全体の２割に低下しました。准看護師の養成数も、２００２年に養成校において必要な専任教員数を２人より５人に増やすと発表し、達成が難しい状況を鑑みて、３人としましたが、減少に拍車がかかりました。しかしながら、准看護師の養成校への入学希望者は、20代後半女性の就労が難しい状況下で、再び増えています（詳細は池上編著、２０１４年）。

さて、看護職員以外の質を確保する動きとしては、１９９７年に厚生省、日本医師会、日本病院会、健康保険組合連合会（健保連）などが出資して発足した日本医療機能評価機構があります。同機構による病院の評価は、病院の理念の職員への徹底、各種委員会の設置や記録の保管等の管理体制の確立など多岐にわたり、事前の文書による調査と医師・看護師・事務職により構成される評価チームの訪問調査よりなされます。

認定を受けた病院は、2018年11月の時点で、全国8329病院全体の約4分の1強の2189病院で、その評価結果は同機構のホームページ上で公開されています（http://jcqhc.or.jp を参照）。審査を受けた病院のほとんどは認定されますが、訪問調査で指摘された問題点について改善策を報告しなければなりません。また認定されても、5年後に更新のための審査を受けなければいけません。審査を受けるメリットが必ずしも明確でなく、それに要する直接・間接のコストも大きいこともあって、認定を受ける病院はピーク時より減少しています。

3　診療報酬による制御

本章でこれまで述べたように、国は医師・医療機関に対して、診療分野や地域的な配置について直接指示・命令を行っていません。その代わり、本節で解説するように、「診療報酬」で、医師・医療機関へのお金の流れを規定することによって、医療費全体と、各サービスと材料への配分、及び病院と診療所などへの配分を制御しています。

(1) 診療報酬とは

「診療報酬」とは、国が決める「医師の技術料」として一般に認識されていますが、それ以外にも入院した場合の室料や看護料、放射線技師による撮影料、理学療法士によるリハビリテーションの料金も含まれています。また、こうした医療費の「本体」部分以外にも、薬や人工関節やペースメーカー等の材料（ただし、ガーゼなどの消耗品は処置料に含まれる）の価格も診療報酬で決めています。

診療報酬に収載されているサービスは４千以上の種類があり、それぞれが細かく分類され、請求上の要件も規定されています。例えば医師による傷口の処理は、表２－１に示す通りであり、面積は包帯等で被覆すべき創傷面の広さ、又は軟膏処置を行うべき広さとして規定されています。また、薬剤もメーカーによって、それぞれ錠剤・カプセル・細粒別などの約１万５千品目があります。その価格はそれぞれ銘柄ごとに決められており、これを「薬価」といいます。

診療報酬は料金だけでなく、医療機関が各々のサービス・薬・材料を請求できる要件も規

表2-1　診療報酬による細かい点数の規定（創傷処置の例）

100cm²未満	52点
100cm²以上500cm²未満	60点
500cm²以上3,000cm²未満	90点
3,000cm²以上6,000cm²未満	160点
6,000cm²以上	275点

（注）100cm²未満は入院中以外の患者、もしくは術後の入院患者のみが対象。乳幼児の場合は55点を加算、2018年度診療報酬

定しています。例えばリハビリテーション療法を請求する際は、理学療法士等の人数、療法室の面積・配置すべき機材などの要件も規定しています。薬については治験によって検証された「効能・効果」、及び「用量・用法」の範囲で使用しなければいけません。例えば肺がんについては効能が検証されている抗がん剤であっても、卵巣がんについてまだ検証されていなければ「適用外処方」として禁止しています。したがって、「診療報酬」は、正しくは「医療行為・薬・材料の公定料金と請求要件の規定集」と呼ぶべきです。

「請求の要件」も規定しているということは、「料金」（Price）だけでなく、「量」（Volume）も規定していることも意味します。具体的には、医療機関はそれぞれ施設・人員の要件だけではなく、患者の病態等にも要件が設けられているので、その範囲でしか請求できません。したがって、日本の支払方式は確かに形のうえでは「出来高払い」

ですが、決して青天井ではありません。

各医療行為の料金は点数（1点が10円）の形で提示され、点数は全国のどの医療機関のどんな医師が実施してもほとんどの場合には同じです。つまり、東京の大学病院の教授が行っても、へき地の診療所の研修医が行っても、同じ「診療行為」に対しては、原則的に同じだけ報酬を得ます。地域の物価などによるコストの相違は、病室料だけに認められていますが、それも1日当たり最大１８０円にすぎません。

医療機関は、提供した各行為の点数に回数、処方した薬の公定価格（薬価）に量をそれぞれ乗じることによって請求額を積算して、このうち患者が自己負担する部分を窓口で徴収し、残額を保険者に請求します。その際、診療報酬で規定された医療行為・薬・材料と、それ以外のサービス・薬・材料を同時に請求すること（混合診療）は規定された条件下を除いて禁止されており、また規定された料金を上乗せ・割引することも禁止されています。

「診療報酬」という呼称は、健康保険法が施行された昭和の初めから連綿と継承されており、開業医への支払いが医療費の大半を占めていた当時としては適切でした。ところが、現在は医療費に占める診療所の割合は病院の半分以下です。また、医療費に占める医師への配分も医療の高度化に伴って低下しており、歯科と薬局調剤を除いた医療費の約２割と推計されます。

⑵ 保険者への請求と要件順守の仕組み

医療機関は、診療報酬の規定に従って提供した医療行為・薬・材料とその回数・量をそれぞれ記載した「レセプト（診療報酬明細書）」を作成し、前月末までの分を、当月の初めに各都道府県に設置されている支払基金（患者が被用者保険の場合）と国保連合会（患者が国民健康保険の場合）にそれぞれ提出します。その際、要件を逸脱している場合は、請求した内容の適切性を裏付ける、患者の状態を詳細に記した文書を添付します。

これら二つの機関では、レセプトの内容が診療報酬等の要件を順守しているかどうかを審査します。審査に当たるのは地域の臨床医（月に数日審査に従事）であり、医療内容と傷病名の整合性、および薬の使用量や検査の頻度に関する各要件の順守をチェックします。そして不適切と判断した場合は、その分、請求額から減額されます。こうしたレセプトは全体のおよそ1％、査定額では医療費全体の0・2％です。

審査を終了したレセプトは、患者の加入している保険者ごとに集められ、合計額が保険者に請求されるとともに、レセプトも保険者に送付されます。一方、各医療機関には審査後の確定額が支払われます。なお、各保険者もレセプトを独自に「点検」し、不適切と判断した場合には、その分支払いをしません。

医療機関は、審査・点検による減額に納得しない場合には再審査を求めます。再審査によって認められた場合には、減額分の一部または全部が戻ります。このように支払基金と国保連合会は、単にレセプトによる請求・支払いの事務処理を行っているだけではなく、裁判所的な役割も果たしており、それは第1章で述べたように、「適切」とする医療の範囲が必ずしも明確でなく、灰色部分が多いことから必要な機能です。

現行制度の問題として、被用者保険と国保がそれぞれ独立に発達した歴史的経緯から、未だに支払基金と国保連が分かれていることがあり、これは非効率であるばかりでなく、両者の審査基準は必ずしも同じでないので、医療機関は対応に苦慮します。両者の統合が提案され、保険者が直接審査することも認められましたが、実態はほとんど変わっていません。

もう一つの問題は、都道府県によって「適切」とする範囲が異なり、それが西日本の方が東日本よりも一人当たりの医療費が高い理由の一つかもしれません。こうした格差を縮小する努力が、レセプトの電算化を契機に強化されましたが、「適切」の範囲を明確に規定するのは難しく、仮にコンピューターのアルゴリズムだけでレセプトをチェックしますと、医療機関側はアルゴリズムに対応するソフトを開発することによってペーパーコンプライアンスになる危険性があります。また、地域における当該医療機関の評価も考慮できなくなります。

こうしたレセプト上だけのペーパーコンプライアンスや不適切な請求を抑制するため、行政と地域の医師会による「共同指導」が行われています。これは各医療機関に対して、数年に一度実施される実地指導です。具体的には、指導チームが抽出したレセプトに対応するカルテ等の提出を当該医療機関に求め、レセプトの内容がカルテ等の記載内容によって裏付けられているかどうかをチェックし、併せて担当医に確認します。

もし請求が不適切と判断されると、当該患者に対してだけではなく、他の患者に対しても同じように当該サービスを不適切に提供してきたと判断され、過去半年ないし1年間に遡って、当該サービスに対して支払われた金額を返還しなければなりません。また、悪質であると判断された場合には、保険医・保険医療機関としての資格停止や取り消しを行います。このように診療報酬の要件は、順守を監査する体制が整備されているからこそ、実効があるといえましょう。

(3) 診療報酬の改定

診療報酬は医療サービスと材料を請求する際の料金と請求要件を細かく規定しているので、改定は医療機関の収益を大きく左右する最重要な課題です。一方、保険者・国にとっても、改定によって保険料・税から支払われる金額が決まりますので、同様に最重要な課題です。こうした改定はほぼ2年に1回行われ、それは大きく2段階に分かれます。

第1の段階は、全体としての価格（点数）の改定率の決定です。正式には閣議で決定されますが、その前に財務省の大臣・主計局長・主計官（医療担当）、及び厚生労働省の大臣・保険局長・医療課長（診療報酬担当）による折衝が繰り返され、この間に日本医師会などによる引き上げを求めるロビー活動が行われます。財務省が大きな役割を果たすのは、第１節で説明したように、医療費の４分の１は国の一般財源から手当されており、一般会計予算の10分の１を構成しているからです。

財務省としては、診療報酬の改定率が決まらないと、予算も編成できませんので、４月の新年度から予算を施行するためには、年末までに改定率を決めなければいけません。このようにして決まった改定率が、隔年の12月中旬に報道される「診療報酬の改定率××％」の数値です。

改定率を決める際、医療費の増える価格以外の要因も計算に入ります。それが過去３年間における医療費の伸び率から、診療報酬の改定の影響を除外した「自然増」です。「自然増」は「人口要因」と「その他」に分かれます。「人口要因」は現在高齢化（昔は人口増）であり、図２‐３で提示しましたように、年齢が高いほど5歳階級別の一人当たり医療費は高いので増えます。「その他」は主に技術進歩で、例えばＰＥＴスキャンが登場し、撮影回数が増えれば医療費は増えます。こうした自然増により医療費は毎年２～３％程度増えます。

第一段階の改定によって、医療費全体に「予算制」が実質的に適用されています。出来高払いゆえ、青天井のようにみえますが、価格を改定する際に、価格以外の「自然増」部分も折り込んで行っていますので、医療費の総額が規定されています。

第二の段階は、個々の診療行為の点数や薬価の改定で、年末から2月にかけて実施され、詳細が決まるのは3月の年度末です。改定は厚生労働大臣の諮問機関である中央社会保険医療協議会（中医協）の諮問に基づいて大臣が決めます。中医協は保険者・経営側・労働組合等の支払い側7人、医師・歯科医師・薬剤師の診療側7人、学識経験者6人、及び10人の専門委員（製薬業界、看護師団体等）より構成されています。

改定は約4千の「診療行為」や1万5千の薬の銘柄ごとにそれぞれ行われ、あるものは

コラム 消費税と診療報酬改定

受診して医療機関の窓口で医療費を支払う場合、保険診療に対しては、消費税を外税で払っていません。医療機関は消費税にどう対応しているのでしょうか。診療報酬で価格が決められている薬や材料には消費税分が含まれており、また職員に支払う給料には消費税はかかりません。問題は、病院の増改築、医療機器の購入、光熱費の支払などには消費税を支払っていますが、こうした控除対象外の品目については医療機関にとって損税となっています。

消費税率8%への引き上げを受けて、2014年度の診療報酬の改定において薬剤等を除いて0.63%上乗せが行なわれました。問題は、引き上げの対象となった初診料や再診料、及び入院基本料における損税の対象は光熱費と建設費等に限られることです。そもそも診療報酬の改定は、個々の行為ごとに政策的に行われるので、どこまでが損税への対応であり、どこからが当事者の交渉の結果であるかは分かりません。今後、消費税率が高くなれば、外出《そとだし》して原則課税とした方が合理的な対応といえましょう。

上がり、あるものは下がります。しかし、全体として第１段階の全体の改定率の枠内に収まるように調整されます。薬の価格である薬価の改定については次項で述べますので、サービスの点数改定から説明します。

第二段階の改定を行う目的は四つあり、第一は新しい技術を保険でカバーするためで、その際、医療費を抑制するように点数が設定されます。例えば１９８２年度改定にＭＲＩが、１９８８年度改定に超音波破砕装置がそれぞれ診療報酬に収載されました。収載時、ＭＲＩはＣＴスキャンより機器の購入価は10倍以上高かったですが、点数は２倍に抑えられ、超音波破砕装置についても高度先進医療で大学病院に支払われていた金額よりも低い点数がつきました。

第二は既存の医療行為の医療費を抑制するためです。例えばＭＲＩの医療費は図２－７で示すように撮影回数が増えたほどには増えていません。特に２００２年度の改定では撮影料は約３割下がり、回数の増加率も半減したので、ＭＲＩの医療費は25％前年よりも少なくなり、その後の増加率も鈍化しています。また２００６年度より画像精度の高い機種に高い点数がつくようになりましたが、その分、古い機種の点数が下がりましたので、全体としては財政中立になっています。なお、日本の人口当たりのＭＲＩ保有台数は世界一多いですが、撮影料は最も高い機種でもアメリカの10分の１、フランスの半分以下です。

図2-7　MRIの撮影件数と請求額

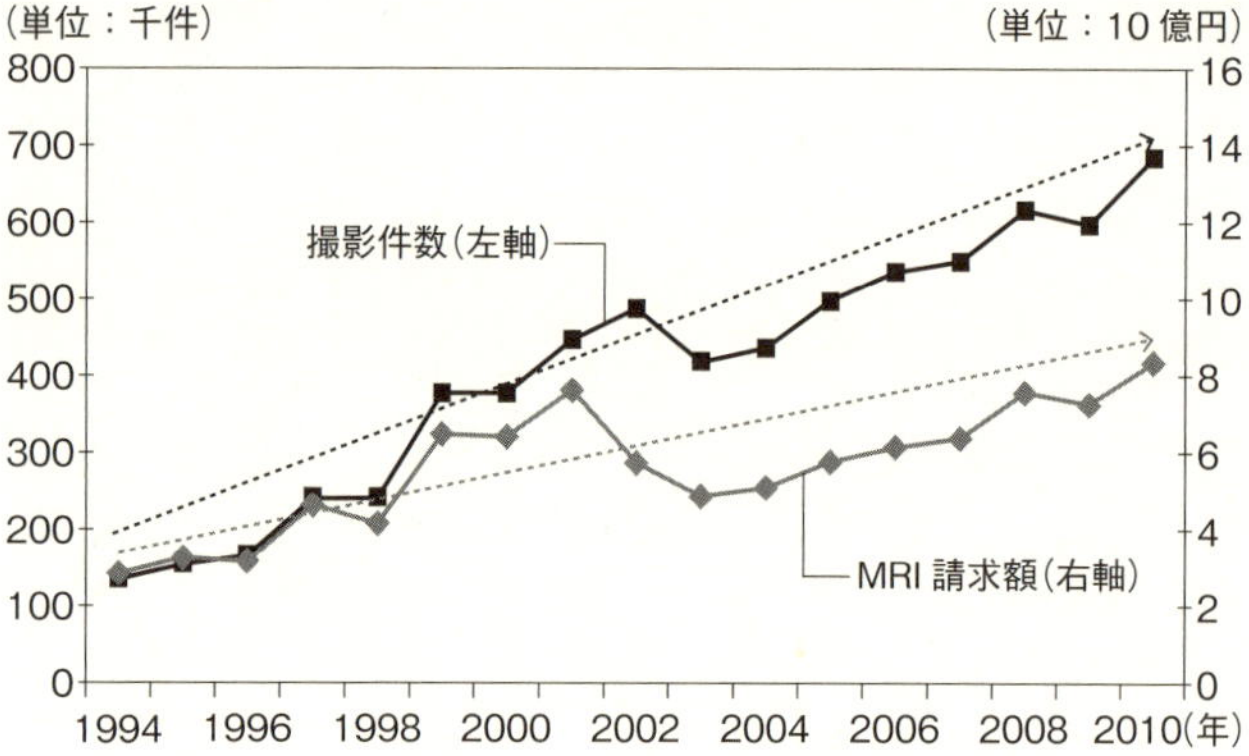

出典：池上編著（2014）世界銀行

第三は政策目標を実現するための対応です。例えば病院は入院を中心にして、外来は診療所から紹介される患者に限ることによって、病院と診療所の機能を分化させ、さらに病院も高度な機能を有する病院とそうでない病院に分けることによって、提供体制を効率化することが厚生労働省の長年の目標となっています。

しかしながら、こうした経済誘導は必ずしも期待したような効果を表していません。というのは、医療機関としては、表2－2に示したような対応策を講じるからです。もう一つの問題は、医療機関に対する誘導と、患者に対する誘導は逆方向になることもあり、例えば病院の外来を抑制するために再診料を診療所よりも全体として低くしますと、患者に

表2-2　診療報酬による誘導とその問題点

目　的	方　法	問題点
病院に医師・看護職員をより多く配置させて質の高い医療を提供	配置した患者当たりの看護職員に応じて入院料を設定	重症な患者は看護職員が多い病院にだけ入院しておらず、病院は高い入院料が支払われるので、看護師を多く配置
	医療法の基準を満たしていない場合は入院料を下げる	医療法の基準の根拠は乏しい
病院における入院期間を短くして、医療費を適正化	病院の平均入院期間が長いとすべての患者の入院料を下げる	入院が長期化すると強引に退院させ、逆に入院の必要性の乏しい患者を1泊だけ入院させる
大病院への外来患者の集中を是正し、入院に特化させる	大病院の外来の診察料等を診療所よりも低く設定等	患者にとっての自己負担は減るので大病院受診が促進される可能性も
患者への情報の開示と説明	入院時に文書で病名や入院期間などを提示しないと減収に	情報が形式的、機械的に患者に提供されて内容を伴わないことも
医薬分業の推進	院外処方した場合の処方料の引き上げ、薬価差の縮小	患者負担の増大とチェーン薬局の拡大
医療機関の門前薬局の抑制	同じ医療機関からの処方が7割以上の場合に調剤料を下げる	下がっても大規模チェーン薬局は仕入れ値を抑えて収益性を確保

とっては病院を受診した方が負担額は少なくなります。

　こうした誘導は関係団体の利害に直結しており、例えば診療所の診察料を上げれば、診療所の収益は増えます。また、入院料の要件として患者当たりの看護職員が増員されれば、病院は看護師を雇用しなければいけないので、売り手市場の傾向が強まり、看護師の処遇は改善します。確かに配置人員が増えれば入院医療の質も向上するかもしれませんが、看護師の熟練度やチームワークによる質の向上は評価の対象となっていません。

最後は医療機関の間のバランスです。例えば病院の収支状況が急性期と慢性期で著しく異なれば、急性期の病院は減り、慢性期が増えることになります。こうした事態に対応するため、医療機関の経営状況に関する「医療経済実態調査」が実施され、その結果に基づいて、当該種類の病院の提供する医療サービスの点数が改定されます。例えば2006年度の改定では、慢性期病院の収支状況が良かったことが慢性期入院料を大幅に下げた理由の一つでした。

以上のように、第二段階の診療報酬の改定プロセスには様々な当事者が介在し、不透明な面がありますが、実績と政策目的に沿って、意見を集約しつつ、きめ細かくなされています。そして財政的な見地から最も重要な点は、こうした個々の改定を合算すると、第一段階の全体としての改定率の枠内に収まるように調整が繰り返されることです。その結果、翌年度の医療費は、「自然増」部分も含めて、規定された予算内にほぼ収まることになります。

このような調整が可能な理由は、全てのレセプトのデータを網羅したナショナルデータセットによって各行為の回数や薬の量が把握できていることにあります。それを用いて個々の点数を上げる、あるいは下げることによって、医療費全体にどの程度影響するかを計算できます。例えば再診料のように回数が多いと、1円の改定でも大きな影響がありますが、関節の手術のように回数が少ないと、大きく上げても影響は少ないです。ただし、これらの計算は改定後も回数は変わらないことを前提にして行われますが、実際には、回数は請求要件によって変動し、そのため請求要件についても厚生労働省の担当官と各医療団体の間で激しい駆け引きが行われます。このように請求要件の改定が、実質的に第三段階の改定といえましょう。

(4) 薬価の改定とその課題

診療報酬は保険者から医療機関に支払われる料金を決めており、薬の公定価格を「薬価」といいます。しかし、医療機関が市場で支払う金額は卸との交渉により決まり、医療機関としては値引きが大きいほど差分、「薬価差」が手元に残ります。こうした薬価差を縮小するため、国は「薬価差」を把握する目的で、診療報酬を改定する前の年に「薬価調査」を実施し、それによって銘柄ごとの販売価格と量を明らかにします。

そして、この結果に基づいて、改定後の薬価を決めます。具体的には、銘柄ごとに販売価格を加重平均して計算し、それに2%の許容幅〈R〈リーズナブル〉ゾーンと呼んでいます）を上乗せします。例えば薬価が1錠100円の銘柄の加重平均した販売価格が90円であれば、2％の許容幅は1・8円になりますので、改定後の薬価は91・8円になります。ちなみに、2013年の薬価調査における市場価格と薬価との平均乖離率は8・2％でした。

2％のマージンでは、保管などに要するコストを下回っている可能性があり、それが医薬分業（調剤を医療機関とは独立した薬局で行う）を促進する原動力となりました。Rゾーンの幅は1992年には15％ありましたが、徐々に縮小し、2000年に現在の2％になりました。こうした縮小に呼応して2005年には調剤薬局で調剤される処方箋の割合が、院内処方を上回り、2013年には7割近くになりました。

薬価調査に基づく引き下げ以外にも、「再算定」によっても薬価を下げています。再算定とは、新薬の売り上げがメーカーの提示した予測以上であった場合、また適用範囲が広がった場合にはそれぞれ引き下げられ、さらに先発品（ブランド）としての特許が切れて、後発品（ジェネリック）が発売された場合も下げられます。

こうしたメカニズムにより薬価は下がっていますが、現在の方法には基本的な問題があります。それは特許が切れる前と後とでは、薬のコストが大きく変わることを反映していないことです。というのは、特許期間中は研究開発費が計上されますが、切れた後は製造費だけになります。こうしたコスト構造の転換を反映して、米英では特許が切れた後は元の価格より95％（1錠１００円なら5円に）下がる場合もあります。

ところが、日本の薬価制度は、改定前の市場価格を反映して順次下がる仕組みとなっていますので、このように大幅には下がりません。確かに特許が切れて収載（保険給付の対象となる）された最初の後発品の薬価は先発品の6割になっていますが米英のように1割以下ではありません。そのうえ先発品の薬価が基本的に維持された状態で、先発品の方が多く使われ続けます。その理由は、医療機関・薬局にとっての薬価差額は、先発品の少ない値引率の方が、低い薬価の後発品の大きな値引率よりも大きく、それにより得る利益の方が、診療報酬における後発品誘導の加算よりも一般に大きいことにあります。

もう一つの薬価制度の問題は、薬価が各製薬会社の銘柄別についており、各々が薬価調査の結果に基づいて改定されますので、同じ化学物質の後発品でも、薬価が5倍以上異なる場合もあります。なお、２０１４年度より後発品の価格を銘柄によって3段階に分け、各段階に含まれるそれぞれの銘柄の薬価調査の加重平均した価格を反映した同じ薬価をつけるように改めましたが、これは後発品によって薬価が異なることを前提とした対応です。

国の目標は後発品の割合を高めることですが、このように後発品が諸外国と比べて割高になっている点についてはは特に対応策を講じていません。その結果、白金抗がん剤について日米を比べると、図２－８に示すように、両国とも販売量は大きく変わっていませんが、売り上げにおいて日本は後発の割合が低いだけでなく、全体の販売額も大きく低下していません。これに対してアメリカでは後発品への置き換えが急速に行われただけでなく、販売額も急降下しました。

確かに薬価制度によって、特許期間が有効な薬に対しても薬価は下がりますが、薬価調査に基づく薬価の引き下げ額全体の8割は、特許の切れた先発薬に由来し、特許がまだ有効な薬からではありません。薬価制度は医療において市場競争が適切に機能した数少ない例ですが、その他にも構造的な問題があります。というのは、後発品の割合を高め、後発品の価格を下げられたとしても、薬剤費の抑制には限界があるからです。ちなみに、米英では後発品の割合は数量ベースでは確かに7割ですが、費用ベースでは1割に留まっています。

ところで、現在流通している薬の価格を外国と比較したいところですが、それは難しい課題です。というのは、国によって処方される薬の種類や構成比が違い、特に日本では他の国で市販されていない薬の構成比が高いからです。また、1日に通常処方される量に換算して価格を比較すると、日本の通常処方量は諸外国と比べて一般に少ないので、価格は相対的に高くなります。なぜなら、例えば日本で多用される10㎎錠の価格は、欧米で多用される20㎎錠の価格の半額よりも高いからです。

さて、薬価制度に対するもう一つの批判は、新薬を開発しても、特許期間中であっても薬

図2-8　白金抗がん剤の先発薬と後発薬の数量および売上高構成の日米比較（2002～2012年）

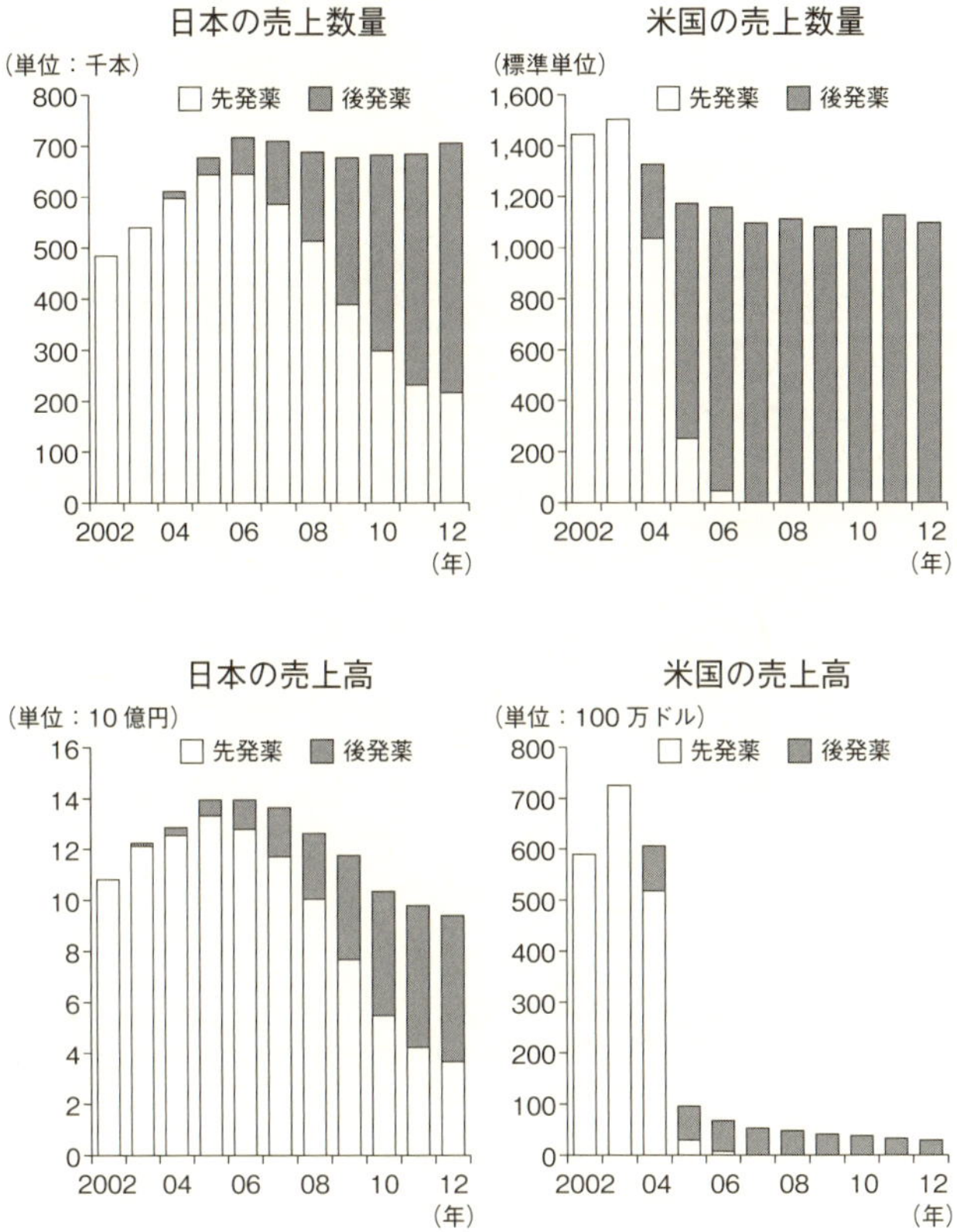

©2014 IMS Health。IMS JPM 3月 MAT 2002年～2013年に基づいて作成。
出典：池上編著（2014）世界銀行

価が下がるので、メーカーの開発意欲を削ぐ、あるいは日本への投入を見合わせるということです。その結果、日本にドラッグラッグ（欧米と比べて薬剤を処方できるまでの遅れ）が生じていることが指摘され、後者に対応するため２０１０年度の改定において、「新薬創出・適応外薬解消等促進加算」が導入されました。

この「加算」は、あらかじめ登録した薬剤の薬価差が、薬価全体の平均以下に留まっていれば、引き下げを行わず、薬価を維持（本来下がる分を加算）する制度です。その代わり、メーカーには指定された未承認薬及び既存薬の適用の拡大に対応するための治験を行うことが条件となっており、怠った場合、あるいは市場価格が全体の平均以上に下がった場合は、過去に遡って薬価が引き下げられます。

さらにドラッグラッグに対応するため、新薬の承認に関わる担当官が大幅に増員されました。その結果、確かに承認に要する時間は短縮しましたが、日本において治験に要する時間とコストが高い状態は依然として存在します。この課題を解決するためには1医療機関当たりの症例数を増やす必要がありますが、これは機能分化が進んでいない日本の医療構造に起因しているので解決は困難です。また、市販後の医師主導の治験を促進するのに必要な生物統計の専門家も絶対的に不足しています。

なお、新薬の薬価は、既存薬と比べて画期性や有効性を比較して、その程度に応じてより高い薬価をつける方式と、こうした比較対照薬がない場合には原価に基づく方式があります。新薬の開発を促すため、高めの薬価をつけることになっていますが、どのようなプロセスで薬価をつけたかは具体的に明らかにされていません。なお、いずれの方式を用いても、アメリカ、イギリス、ドイツ、フランスにおける価格が参照され、これらの国における平均よりも1・25倍以内（また最高価格が最低価格の３倍以上であれば、当該最高価格を除外）になるように調整されます。

最後に医療材料について簡単に触れます。医療材料には薬価と同じように公定価格がついており、薬価調査と同様に市場価格に基づいて引き下げられています。しかし、薬のように銘柄別ではなく、２１２の機能分類ごとについています。これは薬の場合は化学物質として異なるのに対して、材料は例えば人工関節の接合を変えるなどの細かな改善もありますので、このような改善に対して新しい価格をつけるのは難しいからです。こうした仕組みになっていますので、メーカーとしては新たな機能分類として認められることが課題となります。医療材料の費用の総額は薬剤費の７％の規模ですが、増加率はより高いです。

(5) 包括払いの導入・拡大とその課題

第１章において、出来高払いと包括払いの功罪を比較し、出来高払いでは過剰医療の傾向はあるが、重症な患者に対応しやすく、一方、包括払いでは過少医療の傾向はあるが、医師の診療が標準化されやすい点を指摘しました。そこで、包括払いを導入する際には、過少診療をチェックする体制を準備する必要がありますが、その前に、まず患者の特性とかかる費用が均一な分類を開発し、次に病院が患者を適切にコーディング（分類）したかどうかを審査する体制を整備する必要がそれぞれあります。

しかしながら、日本ではこれらの条件が十分満たされていない状況下で、中医協は支払い側委員の要請を受けて、診療側委員の反対を押し切って2003年にDPC（Diagnosis Procedure Combination、診断と処置の組み合わせ）分類を導入しました。両者の意見を調整するためにも、また準備不足に対応するためにも、以下の妥協が行われました。

・分類の開発——各領域の専門医の臨床判断に従って傷病名と手術などの処置を組み合わせた分類方式をつくり、同方式によって分類された患者の出来高払いで支払われていた金額の平均を、それぞれの分類の点数とする。
・包括の範囲——手術料、1万円以上の処置料、人工関節等を出来高払いに残す。
・対象病院——当初は82の特定機能病院（大学病院本院、および国立のがんセンターと循環器病センター）に限定する。
・1回の入院ではなく、1日当たりの包括払い——特定機能病院においても平均在院日数に2倍の格差があることから明らかなように、医療は標準化されていなかったので、入院1回当たりの包括払いにはできなかった。その結果、1日当たりの包括化とし、入院期間が長くなるに従って1日当たりの包括額を4段階に逓減する方法を採用する。

・病院固有な「調整係数」——DPCを導入した際の包括払いによって得る収入と、導入前の出来高払いで請求した場合の差額を、当該病院の「調整係数」として費用補償する。その結果、導入後も同じ内容の医療を提供すれば、同じ収益を得ることになり、導入前に検査・薬が多かった病院には高い係数がついた。

包括払いに医師・医療機関は当初反対しましたが、上記の妥協策によって収益性を確保するめどが立ち、またDPCを選ぶことによって急性期病院としての存在を内外に示すことができるので、DPCを選ぶ病院は急速に増え、2010年度には一般病床の過半数がDPCによって支払われるようになりました。なお、包括払いを導入する際の最大の障壁となったのは、看護職員を患者10人に対して夜間を含めて平均1人以上配置することでした。

さて、支払い側はDPCの医療費抑制効果を期待しましたが、第一の課題は、実際にはむしろ増えたと推測されることです。その理由として、包括評価の点数は、出来高払いで払われた時の点数に基づいていますが、DPC導入後は、入院中に行っていた検査や投薬を外来にシフトし、その部分を出来高で請求できることがあります。したがって、入院の収入は同じであっても、外来は増収となります。DPC導入後は、平均在院日数は確かに短くなりましたが、1日当たりの入院料は高くなりましたので、入院する患者数を増やせれば病院は増収になりました。

第二の課題は、出来高払いなら個々の点数の上げ下げと、請求要件を見直すことによって提供されるサービスを細かく制御できましたが、DPCは包括されていて、各グループの相対的な係数は規定されているので政策的に介入できません。しかし、それに代わる対応として、各病院に固有な「医療機能評価係数Ⅱ」が導入され、係数を構成する各指数の達成度が報酬に反映されるようになりました。指数としては、複雑な傷病や救急の患者の受け入れ、後発医薬品の利用、及び医療計画におけるがん拠点病院としての指定などが対象となり、各々の実績に応じて加算指数がつきます。なお、「医療機能評価係数Ⅱ」などによって、各病院の包括払い導入前の出来高払い実績額との差を保証してきた「調整係数」は2018年度に廃止されました。

第三の課題は、レセプトを審査する体制は出来高払いによる過剰医療をチェックするために構築されているので、包括払いにおけるアップコーディング（より支払額の多いグループでの請求）、及び過少医療のチェックには十分対応できていないことです。この課題に対応するためには、レセプト単位の審査だけでなく、病院単位でのDPC分類の構成比を他の病院と比較したり、あるいは同じ病院の経年的な比較が必要です。

このようにＤＰＣには課題がありますが、導入によって医療の透明性は高まり、各病院にそれぞれどのようなＤＰＣの患者が入院し、各々にどのような医療が提供され、どのような状態（治癒・軽快・不変・死亡）で退院したかが分かるようになりました。例えばＤＰＣの導入によって、入院期間の短いほうに高い点数をつけたので、治療の途中で退院し、再度、入院することが懸念されました。そこで、病院に対して再入院率の報告を義務化したところ、再入院率は確かに少し上昇していました。それを受けて、７日以内に再入院（２０１４年度より３日が７日に）した場合は、入院期間をリセットしないように規定を変えました。

一方、慢性期の病院にも包括評価が２００６年度より導入されましたが、状況はＤＰＣと大きく異なります。慢性期の病院では、出来高払いの弊害が著しかったため、１９９０年度より患者の特性によらず、看護・介護職員の配置人数や病室の環境によって定額が支払われていました。包括評価導入の目的は、こうした状態を是正し、医療的に重い分類の患者には多く、軽い分類の患者には少なく払うことによってメリハリをつけることでした。しかし、軽い分類の患者は、導入前は過半数を構成していましたが、導入後は病院の対応により３分の１に減少しましたので、必ずしも十分に政策目的を達成していません。

(6) 診療報酬のインパクト

最後に、診療報酬のインパクトを、医療費の抑制と、医師・医療機関の適正な配置の両面から分析します。まず医療費の抑制について、医療費の伸び率、診療報酬の改定率、及びGDPの伸び率（いずれも名目）の関係が分かるように図2－9にプロットしました。なお、「国民医療費」は、一般市販薬、お産の費用（お産は傷病でないので、診療報酬で規定されていない）、差額ベッド代、補助金などを含んでいないのでOECDの値よりも2割程度低いです。

図において注目すべき点は、第一に医療費は1980年代においてGDPはほぼ同じペースで伸びていましたが、1990年代のバブルがはじけた以後はGDPの伸び率は低下し、ほとんど増えなくなったことです。その結果、医療費の伸び率は低下したものの、依然として増加していますので、GDPに占める医療費の割合は増え続けています。

第二に、診療報酬はこの間にほぼプラスマイナス2％の範囲で改定が行われ、改定率はそのまま医療費の増減に反映されています。特に2002年度のマイナス2・7％、及び2006年度のマイナス3・16％の改定が行われた年度の医療費は、わずかながらも前年度を下回りました。一方、プラス改定が行われた1992年度と1994年度は、他の年よりも増加率が大きくなりました。

図2-9　GDPと国民医療費の対前年増加率、診療報酬改定率（1980-2011）

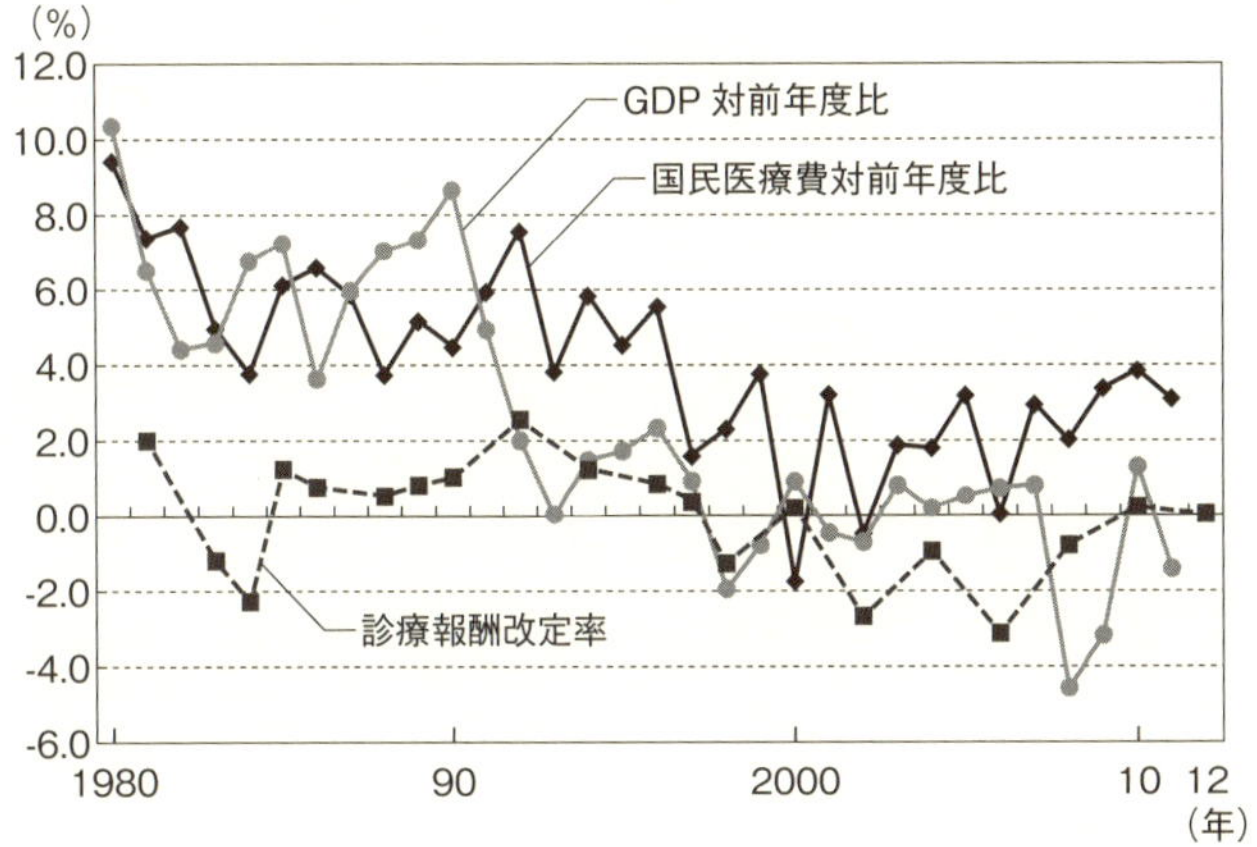

第三に、診療報酬が改定されない年も高齢化と技術進歩による自然増で、医療費は2〜3％増加しています。ちなみにマイナス改定のあった翌年度の2003年度には1・9％、2007年度には3・0％増えています。

したがって、GDPの増加がない状況下で、GDPに占める医療費の割合を一定に保つには、2年に1回行われる診療報酬の改定をマイナス4〜6％にする必要があります。これは可能でしょうか。確かに物価が下がれば、賃金を下げても同じ生活水準を保つことができます。こうした理由もあって公務員の賃金は引き下げられましたが、医療職はその対象でありませんでした。なぜなら、医療職者は基本的に売り手市場ゆえ、仮に賃金を下げれば、他の医療機関に移ってしまう可能性が高いからです。これは、例えば年収1200万円の課長職級の賃金を1割下げても、転職する可能性はまずない状況と対照的です。

一方、技術進歩による医療費の増加を抑制することも難しいです。医療は生命に直結するので価格弾力性に乏しく、例えばMRIの撮影料は全体としては下がりましたが、より鮮明な画像を撮影できる新しい機種の点数は上がっています。また薬の場合は、最近の抗がん剤の対象患者はがんの特性によって標的が規定されているので少なく、そのためもあって高い薬価がついており、また特許が切れて後発品が出るころには新しい薬が登場する可能性があります。

以上のように、人件費の引き下げは医師・看護師などの売り手市場、設備費と材料費の引き下げは技術の進歩によりともに難しいので、診療報酬のマイナス4~6%の改定を行って、医療費の増加を止めることはできないでしょう。そこで、第3章で解説するように、医療費の増加をGDPの増加に留めるためには、年2~3%の名目経済成長が必要となります。

次に、診療報酬が医師・医療機関の配置に与えた影響について分析します。診療報酬は、全国一律であり、地域の物価・賃金水準を反映していません。これは都市部にとって不公平のようですが、第1章で述べたように、医師の報酬は金銭部分と非金銭部分をバランスさせる必要があります。医師にとって、都市部の大病院で専門医として働くことによる非金銭的報酬の価値は大きく、郡部の診療所で働くことによる金銭的価値を上回る可能性があります。これに対して、医師以外の看護師等にとっての大病院で働く非金銭的価値は医師ほど高くなく、また地元志向もより強いと考えられます。

病院は、こうした医師とそれ以外の職種における就労志向の相違を利用して、賃金を調整しています。その結果、医師の給与は一般に都市部の大病院では低く、郡部では高いのに対して、医師以外の職種では逆です。ちなみに自治体病院の医師と看護師の給与について、41の指定都市立病院と、178の町村立病院を比較したところ、前者における医師は1637万6100円、看護師は595万5300円であったのに対して、後者では医師は1974万2500円、看護師は541万8500円でした（2010年度公営企業年報）。なお、データはありませんが、民間病院ではより大きな格差があると推測されます。

最後に、専門医と総合診療医の報酬と診療報酬の関係について分析します。第1章で述べたように、諸外国では専門医の方が総合診療医よりも報酬が高くなっていますが、日本では逆です。その理由は、日本では専門医と総合診療医の区別が曖昧で専門医も開業すれば総合診療医になること、診療報酬はもともと総合診療医である開業医の報酬のためにデザインされたので開業医の提供するサービスが構造的に高い点数になっていること、及び中医協で診療報酬を改定する際に開業医の立場が日本医師会によって擁護されたこと、専門医団体の力が比較的弱いこと、などが考えられます。

専門医と総合診療医の報酬を直接に比較することはできませんが、ベッドのない診療所の収支差額を当該診療所医師の報酬と仮定すると、国の医療経済実態調査によれば、その額は2100万円であり、指定都市の病院の専門医と比べて2割以上高くなっています。診療所の医師は収入の中から設備投資の借金を返済しており、また病院の勤務医とは年齢も異なるので一概に比較できませんが、日本は諸外国と異なり、開業した総合診療医の方が勤務医である専門医よりも報酬は高いと推測されます。

第3章

医療改革の課題

——国の対応と筆者の対案

本章では医療改革の課題を、保険料・税による財源の確保と、提供体制の再構築の二つに分けて、それぞれにおいて問題の本質、政府の改革案とその課題、筆者の改革私案について解説します。次に、「成長戦略」の一翼に健康・医療産業が位置づけられていますので、日本の現状を踏まえて、その可能性について述べます。なお、介護については次の章で解説します。

政府の改革は、自民・民主・公明の3党合意により発足した社会保障制度改革国民会議（以下、「国民会議」）が2013年8月に発表した報告書に沿って進むことが、2013年の12月に成立した「持続可能な社会保障制度の確立を図るための改革の推進に関する法律」（以下、「プログラム法」）によって決まりました。そこで、本章では同報告書、それを受けた「地域のおける医療及び介護の総合的な確保を推進するための関係法律の整備等に関する法律案」（以下、「法案」）、及びすでに先取りした形で改定され実施された2014年度の診療報酬改定について解説します。

１　財源をどう確保するか

⑴ 問題の本質

医療費は、２０２５年には団塊の世代が75歳以上の後期高齢者になることに象徴される高齢化の進展、及び医療技術の進歩によって高騰を続け、負担の限界を超えることが危惧されています。ところが、こうした要因による医療費の「自然増」は、第２章で解説しましたように年に２～３％に留まっています。したがって、ＧＤＰが目標の年名目成長率２～３％を達成すれば、医療費の増加をＧＤＰの増加の範囲に留めることも可能となります。ちなみに経済成長率の高かった１９８０年代には医療費は増加していましたが、ＧＤＰに占める割合は高くなりませんでした。

実は、医療における財源の確保が深刻となっている第一の理由は、医療費の増加よりも、むしろ医療費の４分の１が国の一般会計によって賄われていることにあります。というのは、全体の半分を構成する保険負担部分は、医療費の増加に対応して保険料率を上げて収支を均衡させてきましたが、税負担部分については税率が据え置かれ、赤字国債の発行によって賄われてきたからです。増税できなかった理由はバブル崩壊後の不景気にあり、不景気によって歳入は停滞したにもかかわらず歳出は増え続けた結果、赤字国債の累積額はGDPの2倍という第二次世界大戦の敗戦時の水準に達しています。

赤字国債を返済するためには、増税によって歳入増を図りながら、歳出を削減しなければなりません。それを受けて医療費の抑制策が採られてきましたが、小泉政権下の過度の抑制策が「医療崩壊」を招いたと非難されました。その真偽は別として、政府は消費税の増税に対する国民の理解を得るため、増税分の全額を社会保障費に投入することを約束し、国民の理解を求めました。しかし、もともと社会保障費の一部は赤字国債によって賄われていたので、純増になるのは年金を中心に増税額の2割に留まり、医療費を賄うための税財源は依然として厳しい状況にあります。

第二の理由は保険料の使われ方にあります。保険の原理に従って、加入者の医療費を賄うために保険料が上がっているなら、まだ納得が得られます。しかし、被用者保険の保険料が上がる主因は、高齢者の医療費を賄うための拠出金の増加です。そして健保組合において、その額は保険料収入の半分近くに達しています。高齢化の進展によって半分を超えれば、もはや「保険料」と呼べなくなります。

こうした事態になった理由をさらに追求すると、税の投入は後期高齢者医療制度・国保・協会けんぽの加入者の所得水準が低いので保険料収入が不足し、それを補填するために必要となっています。一方、被用者保険の拠出は、75歳以上の後期高齢者に対しては支援金、65～74歳の前期高齢者には納付金という形で、高齢者の医療費を賄うために必要です。したがって、医療改革において、これら二つの基本課題に対応しなければいけません。

なお、医療費の増加に対して、患者からの徴収額を増やすことによって財源を確保することも選択肢としてあります。し

コラム　医療崩壊

「医療崩壊」という用語が広まったのは、2006年に泌尿器科医の小松秀樹氏の同名の著書からであり、その中では医師は医療費の抑制と患者の安全を両立しなければいけないことに疲れ、病院から離れている現状が書かれていました。執筆の動機として、同じ泌尿器科医が医療事故で逮捕されたことがあったと考えられます。

その後、「医療崩壊」という言葉が、小泉政権以後の医療費抑制策との関連で、マスコミでしばしば登場するようになりました。ちなみに朝日新聞の記事データベースで検索すると、「医療崩壊」の掲載頻度は2005年には2回に過ぎませんでしたが、2008年には120回にもなりました。しかし、医療費抑制策が緩和されたことも関係しているかもしれませんが、2013年には20回に減りました。いずれにせよ、本書の前身にあたる『ベーシック医療問題　第4版』で解説しましたように、「医療崩壊」を裏付ける具体的な根拠は乏しいので、その解消を検証することも難しいです。

確かに2005年ごろから病院の採算性が悪化したことは事実ですが、経営環境が悪化した要因として、診療報酬以外の二つの改革にも着目する必要があります。一つは2004年度の初期研修の導入で、それによって医師の教育期間が実質的に2年延長したために、新しい医師がその間参入しなくなり、そのうえ大学医局制度の弱体化で市中病院への医師派遣機能が大幅に低下しました。もう一つは2006年度の7対1看護の導入で、それによって看護師が7対1の病院に集中し、それ以外の病院では看護師の不足に拍車がかかりました。

かし、第1章で述べた通り、患者の自己負担を増やすと医療における平等という特殊性に対応できなくなります。イギリスのように費用対効果の分析を用いて限定することは確かにできますが、同国では給付の対象でないと判断された場合には、私費による別購入を認めておらず、日本と同じように全額が私費負担となっていることに留意する必要があります。

(2) 政府の改革案とその課題

「国民会議」は、社会保障に関する基本的な考え方として、「『自助』を基本としながら、高齢や疾病・介護を始めとする生活上のリスクに対しては、社会連帯の精神に基づき、共同してリスクに備える仕組みである『共助』が自助を支え、自助や共助では対応できない困窮などの状況については、受給要件を定めた上で必要な生活保障を行う公的扶助や社会福祉などの『公助』が補完する仕組み」というこれまでの基本方針を踏襲することが確認されています。

つまり「自助」を基本に、公的保険による「共助」、さらに生活保護などの「公助」が順に対処する仕組みです。問題は、「共助」の範囲を、保険者ごとの加入者に限定しているか、あるいは国民全体に広げているかです。報告書の別の箇所で、非正規雇用の労働者が現状のように国保に加入するのではなく、被用者保険に加入するべきであると記されていますので、前者であると解釈するべきでしょう。

しかし、そうなると被用者保険の保険者が、高齢者の医療費のために、保険料収入から拠出する根拠はどこにあるのでしょうか。各保険者の加入者が互助の精神で助け合うことは第1章で述べた通り、公的保険の基本ですが、「共助」の対象を全国の高齢者にまで拡大することには無理があります。また、国保における低所得者に対する軽減措置を強化するべきであるとも記していますが、そのための財源は税による「公助」であるかどうかについても明記されていません。こうした問題点があるためかプログラム法では、これらの用語は使われていませんが、保険料・税・保険料からの拠出金によって賄われている現在の財源構造を基本的に維持することが前提となっています。

そして改革の範囲は、国保の都道府県単位の統合と、国保に加入する低所得者の保険料の軽減に留まります。まず、後者について説明しますと、軽減するための財源は、国の協会けんぽに対する補填額を減額することによって捻出されます。減額分は協会けんぽの後期高齢者医療制度に対する支援金の計算方法を、現在の人頭割2・報酬割1より、2015年度から全て報酬割にすることで確保されます。

人頭割、報酬割について説明を加えます。人頭割では加入者の頭数で拠出するので、協会けんぽのように加入者の所得が低いと相対的に多く拠出することになり、加入者の所得が高い健保組合では拠出が少なくなります。一方で、報酬割ではその逆になります。したがって、全部を報酬割にすれば、協会けんぽの拠出額は減り、その分だけ国の補填額も減ります。国はこの減額分を国保への補填額の増額分にあてることで、国保における低所得の加入者の保険料を下げることができます。しかし、全部を報酬割にすれば健保組合の65％は拠出額が増えるので保険料率は高くなります。

次に、国保の都道府県単位の統合について説明します。第2章で解説しました通り、国保の規模は小さく、同じ所得水準でも市町村によって保険料負担に3倍以上の格差があります。したがって、国保の統合は適切な対応ですが、「国民会議」は保険料を賦課（計算・徴収）する責任は市町村に残すと記しています。各市町村における保険料の計算方式が変わらなければ、保険料負担の格差を抜本的に是正することもできません。また、都道府県庁に保険者としての責任があるかどうかも明言していません。

都道府県庁の責任として明記されているのは、医療計画による医療提供体制の整備です。医療計画の課題は次の節で解説しますが、保険者としての財源に関する責任と権限が曖昧になれば、これまでのように机上の空論になる危険性があります。厚生労働省はその後、都道府県ごとに設置されている「保険者協議会」の機能を強化し、医療計画を策定する際に意見を聞かねばならないように改革すると発表しました。しかし、保険者はこれまで診療報酬を改定する際は発言してきましたが、地域における提供体制については実績がありませんので、どこまで対応できるかは疑問です。

最後に「国民会議」が言及しなかった点も重要ゆえ簡単に触れます。まず医療費の増加に対するキャップ制（上限を設ける）の導入を提唱していません。また、患者の負担増についても、70～74歳の高齢者の自己負担割合を1割から法律で規定した2割に上げること（２０１４年度より順次実施決定）、入院中の給食給付の引き下げ、及び大病院を受診する外来患者に対する定額自己負担の導入に留まっています。さらに給付について、混合診療を全面解禁することも、費用対効果の観点から制限を設けることも、どちらも提言していません。

⑶ 改革私案――保険制度の再構築

筆者は、現行の被用者保険と国保による二本立ての体制は、農業人口の激減等の産業構造の転換、雇用の流動化と多様化、専業主婦の減少などによって制度疲労を来たしているので、両者を都道府県単位に統合するべきであると考えています。そして、統合された保険者の保険料率（保険料の所得に占める割合）は所得ではなく、各都道府県における医療サービス給付の実績を反映するように改めるべきと考えます。

現状では各保険者の保険料率は、加入者の医療費の相違よりも、加入者の平均所得によって規定されており、所得が低ければ保険料率は高く、高ければ低くなっています。つまり、保険料は消費税よりも逆進的で、ちなみに派遣会社の健保組合の保険料率の方が、派遣先の会社よりも一般に高いので、源泉後の所得格差はいっそう大きくなります。これら逆進性の問題、及び拠出額が保険料収入の半分に迫る問題は、保険者を都道府県単位に統合することによって解決されます。

統合後の保険料と税の構成比については、確かに税の比率を高める方が勤労者人口の減少に対応し、また産業の競争力を維持するためにも好ましく、特にフランスの所得・資産・タバコ等に対する医療目的税は検討に値します。しかし、日本において新たな目的税を導入することは難しく、また健保組合の保険料率はドイツの半分程度であり、まだ引き上げる余地は十分あると考えます。ただし、保険料を上げる際は、応益性を縮小する必要があり、そのためには保険料の賦課される所得の上限をはずし、国保における人頭・世帯割の比重を低くしなければいえません。

次に、税投入の主たる目的を順次、都道府県間に存在する所得水準や年齢構成などの住民側の要因の調整に留めるようにしていきます。そして、都道府県ごとに設定された保険料率が、地域の医療提供体制の整備状況と効率性を反映するように改めます。他県と比較できる形で、負担と給付の関係が明確になれば、都道府県は医療政策の当事者として、住民の理解を得るために努力しなければいけないようになります。

年齢構成の相違を調整する際は、現状のように「高齢者」（65歳以上）と「若人」（非高齢者）による調整ではなく、5歳階級ごとの医療費の相違の調整が必要です。現在の制度は、世代間の連帯ではなく、対立を際立たせています。そもそも医療保険の性格が変わってきており、かつては自分が病気になるリスクに対する保険でしたが、現在は年金に近い性格になっています。年金は、障害年金として20歳から受給するようなケースもありますが、ほとんどの人は老齢年金として受け取っています。医療保険も主に「若人」が保険料を払っていますが、給付の約6割は「高齢者」に対して行われており、こうした傾向はますます強まります。

このように医療保険の性格が変わりましたので、保険者に期待する「保険者機能」も見直す必要があります。現在、保険者に期待される主な役割は、健診などによる健康増進・疾病予防です。しかし、第3節で述べますように、予防による医療費削減の効果を検証するのは難しいうえ、主たる効果である心臓病・脳卒中の予防は、退職して国保に移ってから現れます。予防以外の保険者機能として、レセプトの点検と後発品利用促進がありますが、これらの効果は乏しく、医療費の数パーセントにも満たないです。それよりも保険者として地域の医療体制に関与した方が、はるかに大きなインパクトがあるでしょう。

なお、被用者保険と国保に二分された体制を維持するために、被用者保険の加入者が、退職後も被用者保険に留まる「突き抜け」方式も提案されています。しかし、雇用の流動化で終身雇用の割合は減少しており、また定年退職まで在職する場合も、定年前に別の職場に移ることが多いので、退職後にどの健保組合に引き続き加入し、医療費を給付するかを決めるのは非常に難しいといえましょう。

また、国全体で一つの保険者にする考え方もありますが、都道府県によって医療の提供体制は大きく異なっており、ちなみに一人当たりの年齢構成補正後の医療費は最大1・4倍の格差があります。こうした格差が存在する状態で全国単位に保険者を統合すると、医療費の地域差は温存され、医療費の低い地域から高い地域に富が実質的に移転することになります。

さて、保険者を統合するロードマップとして、最初の5年は、国保と被用者保険の中でそれぞれ統合を進めます。国保における統合のモデルは都道府県ごとに設置されている後期高齢者医療制度です。同制度の加入者の8割は国保より移っており、その際、賦課方式も保険料も統一されました。確かに統合には課題が多く、ちなみに後期高齢者医療制度が導入された際、保険料の上がった人々からの不満を和らげるために税を投入して保険料を下げました。このような事態を回避するために十分な準備と広報が必要でしょう。

一方、全国規模の健保組合を再構築するモデルは協会けんぽです。協会けんぽは2009

年より、全国一律であった保険料率を、加入者の年齢・所得構成を調整したうえで、各都道府県の医療費を反映するように、10年かけて徐々に改めています。こうした協会けんぽで採用されたプロセスと並行して、被用者保険における保険料率の格差を是正するために、加入者の年齢・所得構成による財政調整を進めます。財政調整によって保険料率が近接した段階で、協会けんぽの各都道府県支部と統合します。

国保、被用者保険がそれぞれ都道府県単位に統合された後、次の5年計画で両者の統合を進めます。確かに国保と被用者保険とでは、保険料を賦課する方法において、雇用主負担の有無など多くの点で異なっています。しかし、雇用主が負担する分は、もともと人件費の一部を構成しているので、被用者の給与に上乗せして支給すれば解決できます。

両者を統合する際の障壁として、国保における自営業者の所得捕捉が、被用者保険の被用者と比べて不十分であることが上げられていますが、国保加入者に占める農林水産業・自営業の割合は2割に低下しており、また被用者保険においても賦課の対象は給与所得のみで年金、不動産収入等は対象になっていない点にも留意すべきです。その他に、保険の方が税よりも逆進性が高い面については、保険料を賦課する所得の上限をフランスのように撤廃して応能性を高めることで対応できます。

以上の改革を行ううえで多くの障壁がありますが、国民に対して将来ビジョンを提示し、理解を得るよう努力することで解決できるでしょう。目標は、同じ都道府県に居住して所得が同じであれば、年齢を問わず、同額の保険料を負担し、それが当該都道府県で給付されている医療サービスのレベルを反映することです。そのためには年金所得控除の廃止など解決すべき課題はありますが、高齢者を特別視しない全世代対応型の社会保障制度を確立するために必要な対応です。

2　提供体制をどう再構築するか

(1) 問題の本質――医療ニーズの変化

国民の医療ニーズは大きく変わっており、新たな対応が求められています。一つには、医療技術の進歩により尿路結石や一部のがんのように「完治」できる場合と、糖尿病などの生活習慣病や高齢化による虚弱状態など「完治」できない場合に大きく分かれたことです。後者において「入院」はライフコースの中の一コマで、病院への入院も、急に発症した傷病よりも、心臓病などの慢性の経過中に急に悪化したことによるものが多くなりました。

その結果、退院する理由も完治したからではなく、医学的管理の必要性の低下に変わり、退院は受け皿となる医療機関のキャパシティ、および患者・家族の納得感によって決まることが多くなりました。それと同時に、退院後も日常生活面におけるケアの必要性は高まりました。しかし、家族による対応は、同居率の低下、介護者の高齢化などの理由に難しくなりました。こうした理由により、２０００年に介護保険が誕生しましたが、医療と介護の連携は必ずしもうまくいっていません。

もう一つは、２０２５年に団塊の世代が全員75歳以上になることに象徴されるように高齢化は一段と進行し、拡大するニーズに対してベッドを増やすか、現在の提供体制を再構築するかの選択に迫られていることです。日本のベッド数は国際標準からすると多いので、現実的な選択肢は後者です。しかし、そうなると今まで入院で対応していた医療を、外来や在宅で対応する必要があります。その際、家族による介護は難しくなったので、次の章で解説するように、「在宅」とは「自宅」以外の「高齢者向け住宅」などが中心となります。

こうした変化に対応するうえでの課題が凝縮されるのが終末期のケアです。プログラム法においても「人生の最終段階を穏やかにすごすことのできる環境を整備する」ことが記載されていますが、具体的には言及されていません。これまで死は医療においては治療の敗北、介護においては日常のケアからの逸脱というように受け止められがちでした。医療と介護のこうした対応から抜け出すために、まず死に至るプロセスは一律ではなく、図３－１に示す３つのタイプに分かれていることを理解する必要があります。

図3-1　死に至る3つのパターン

第1　がんなど

死亡する約2週間前までは、寝たきりにならず、頭もしっかり

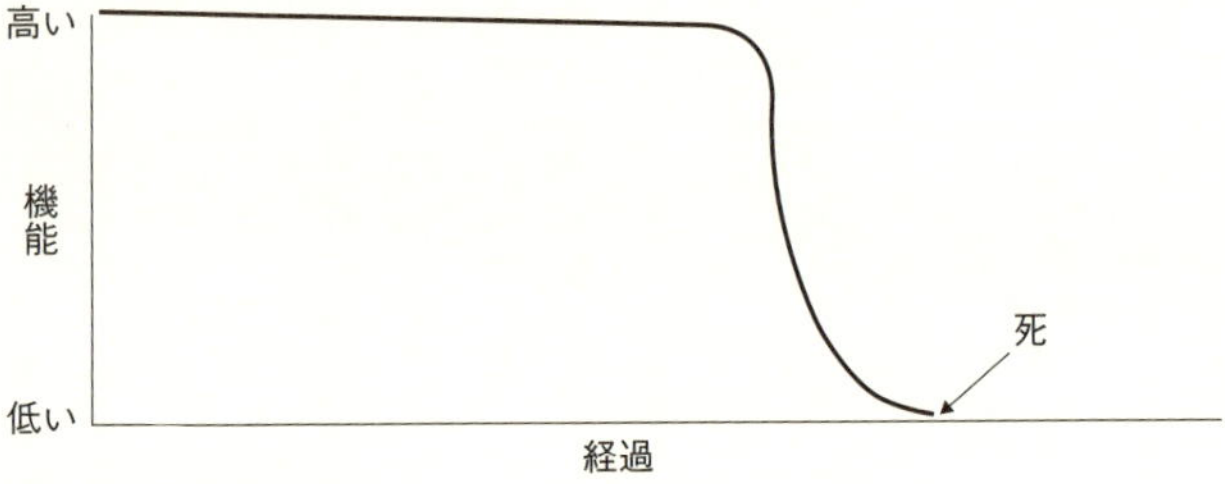

第2　心肺肝の不全など

急な悪化と改善を繰り返し、2－3年の経過で機能はしだいに低下

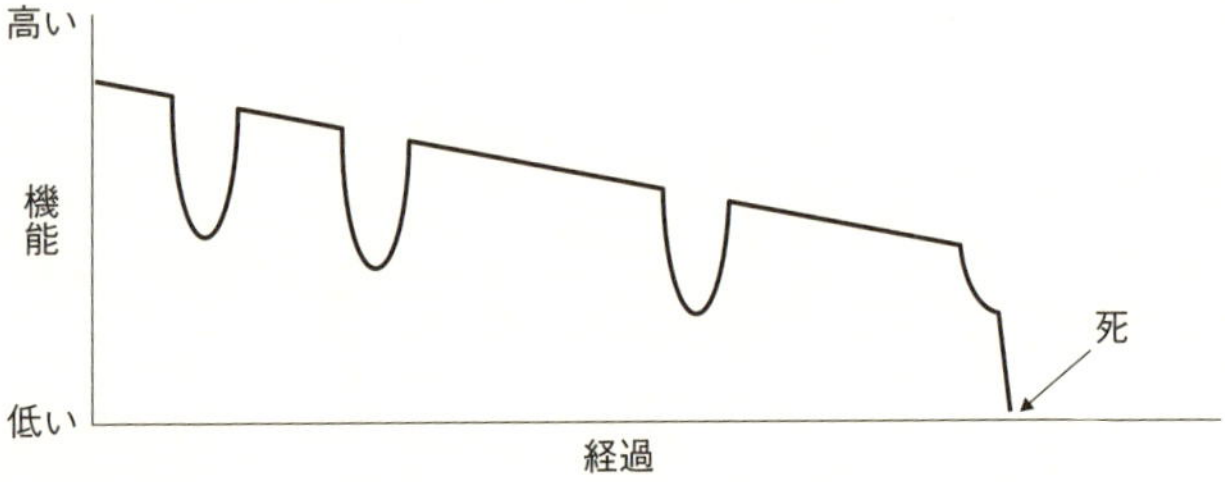

第3　認知症・老衰など

大きな変動はなく、5年以上の経過で機能は徐々に低下

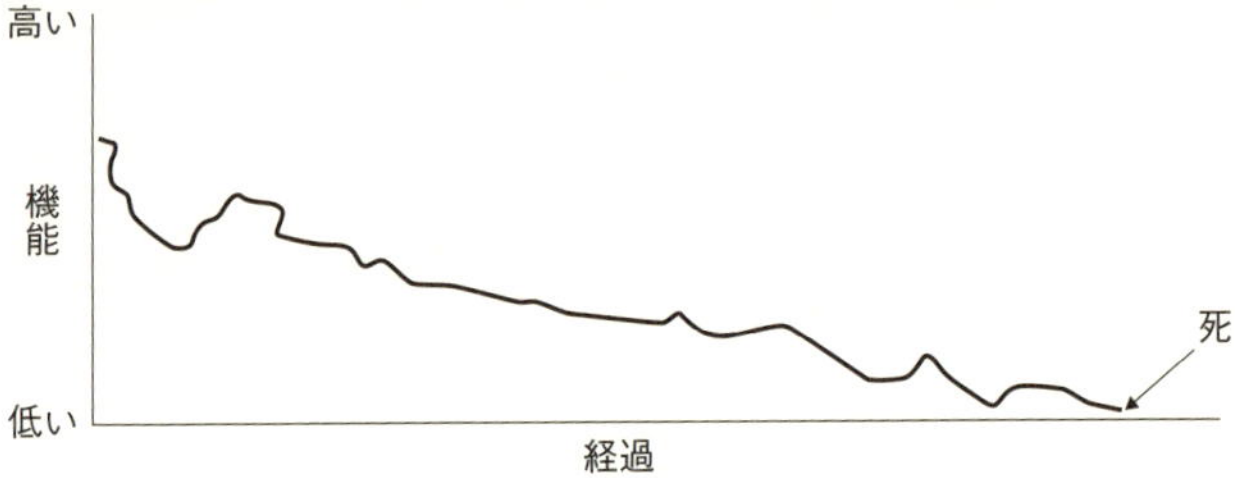

出典：Lynn and Adamson (2003) “Living Well at the End of Life,” WP-137, CA: Rand Corporation

第1のタイプは、典型的にはがんの場合であり、亡くなる数週間前までは生活は自立していて、自分で食事もでき、トイレに行くこともできるし、頭もはっきりしています。それが死亡の2週間ぐらい前に急激に落ちるので、この時点から「終末期」と規定できます。改善の見込みがないことも明らかであるゆえ、その時点までに患者の治療についての意思も確認しやすいです。

第2は、徐々に低下しながら死亡する心・肺・肝・腎等の慢性疾患の場合で、今回が最後の入院となるかどうかは入院時点では分からないので、終末期の規定も難しいです。つまり、入院によって改善する可能性は常に存在しますが、その可能性は徐々に低下し、また改善した場合の機能レベルも、しだいに低下するので、いつの時点で積極的治療を断念するかは難しい判断です。

第3は、長期にわたり徐々に低下する老衰や認知症等のパターンで、いつから「終末期」であるかは病気が年単位で進行するので分からず、肺炎を併発すれば、肺炎という状態については「改善」できますが、認知症等の「回復」はできません。患者による意思の表示は早期の段階に限られ、進行すれば家族が推定しなければなりません。ちなみにアメリカではアルツハイマー病（認知症）と診断された時点で、本人の意思の確認を勧めています。

このように分類すると、各々における延命医療のあり方、具体的には不開始（例えば胃瘻

（胃に穴を開けて管を取り付けて流動食を入れる）を作らない）及び中止（胃瘻を抜去）の状況が異なることが分かります。第1のタイプでは、終末期の始まる時期も死亡する時期も分かりやすく、患者の意向も確認できますので、患者の意向に従って対応できます。しかし、第2と第3のタイプでは終末期の時期はいずれもはっきりしませんので、患者の意向をかなり前に確認したうえで、

パーセントに過ぎません。なお、医師は延命医療の不開始と中止を区別していますが、多くの法学者は両者が基本的に同じであると考えています。

こうした状況から、延命治療を開始し、継続することが医師にとっても、また家族にとっても最も無難な対応となります。その結果、救急車で運ばれる高齢者は増えており、また日本における胃瘻の割合は24~33万人と推計され、高齢者における割合はおそらく世界一でしょう。ちなみに、北欧では虚弱高齢者が経口摂取できなくなれば経管栄養を行わず、アメリカのアルツハイマー病の家族会は経管栄養に反対しています。

筆者は、延命医療の不開始・中止の要件として、自分が意思を表明できなくなった場合に代わって決めてもらう代弁者を指定する「事前指示」の制度を普及するべきであると考えます。臨死期において本人が意向を表明できることはまれであり、予めリビング・ウィルが用意されていても、その内容の通りでよいことを自ら確認し、伝えることは通常できません。また、「家族」の中でも意見が分かれる可能性がありますので、予め代弁者を決める必要があります。代弁者を引き受けるからには、本人と十分に話し合って意思の確認を行うことが必要になります。

いずれにせよ、延命治療に対する対応は、あくまでも本人・家族の意向に沿って行うべきで、年齢や病気によって一律に規定するべきではありません。ちなみに、後期高齢者医療制度が2008年度に導入された際、診療報酬において後期高齢者だけを対象に「終末期医療相談料」が導入されましたが、後期高齢者に対する差別である、という批判を受けて導入2カ月後に凍結されました。

実際の臨死場面では家族の意向も踏まえて決めねばなりません。

ところで、終末期医療の費用はどの程度かかっているのでしょうか。医療経済学者の中にはその額は大きく、高齢者の医療費が高い主な理由は、終末期の医療費が高齢層に偏って発生していることにあると主張する者もいます。しかし、まず終末期の医療費は日本で大きな割合を占めておらず、レセプトのデータに基づ

コラム　延命医療の要件

病状が深刻な場合に、患者と家族は2つの相反する希望を持っています。1つは回復の可能性が少しでもあれば、できるだけの治療を行うことです。もう1つは、回復の可能性が無ければ、苦痛を伴う治療を行わず、安らかな死を迎えることです。病気が完全に回復するのであれば、もちろん治療を望みますが、回復の可能性はなく、延命医療に留まる場合が問題となります。

まず、治癒を期待して行う「積極的治療」と、「延命医療」の区別は必ずしも容易でなく、例えば認知症の末期に肺炎にかかった場合、肺炎は「積極的治療」で回復しますが、基底にある認知症に対しては「延命医療」になります。次に、「延命医療」の内容によっても異なり、一般国民に対する国の2013年調査によると、肺炎に対する抗生剤の治療や水分補給の点滴を望む割合は高いが、胃瘻や心肺蘇生処置を望む割合は低かったです。（調査報告書はhttp://www.mhlw.go.jp/stf/houdou/0000042776.html）。

ところが、司法では延命医療の種類によらず、その中止を原則的に全て違法としています。そして医師に治療の中止を認める要件として、「治療行為の中止を求める患者の意思表示が存在し、それが治療行為の中止を行う時点で存在すること」、あるいは患者が表明できない場合には、「家族」が推定できることを求めています（横浜地裁、1995年）。

問題は、治療を中止する時点で意識が清明である可能性は乏しいので、後者が実際の対応となりますが、先の国の調査において、延命医療について家族と具体的に話し合ったと回答した割合は数

図３-２　年齢階級別一人当たり医療費、2001年および2010年

（指数、各年の国民１人当たりの平均医療費を 100 とする）

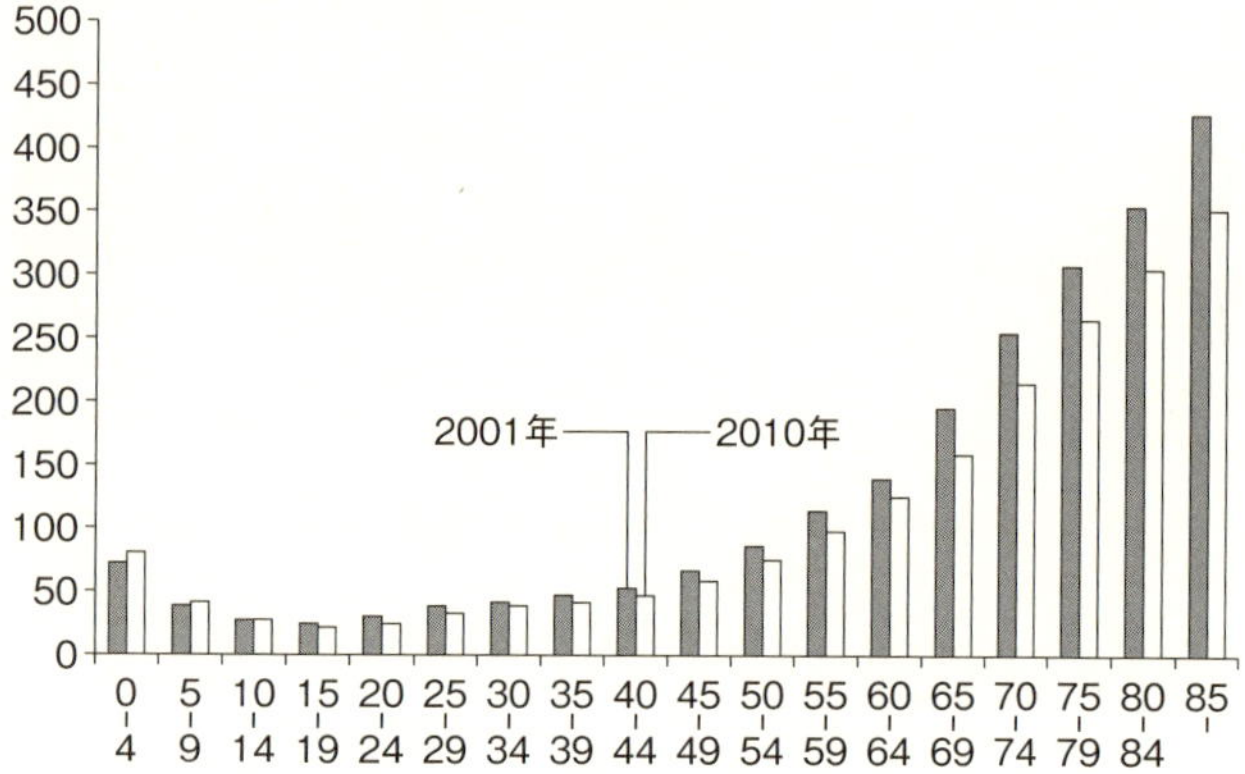

出典：池上編著（2014）世界銀行

いて死亡月の医療費を計算したところ、医療費全体の３％（２００２年度データ）に留まっていました。

次に、もし終末期医療の医療費が、医療費増加の主因であるなら、死亡する年齢が高齢にシフトするにつれて、一人当たりの医療費も、それに合わせて高齢ほど高くなる傾向が強まるはずです。ところが、図３-２で示しますように一人当たり年齢階級ごとの医療費は確かに高齢ほど高いですが、２００１年と２０１０年を比較すると、死亡者全体に占める75歳以上の割合がこの間に58・４％より69・１％に増えたにもかかわらず、年齢階級が高いほど医療費の高い傾向は、２０１０年の方が２００１年よりも少なくなっています。つまり、高齢者の医療費が増えた理由は、死亡年齢がより高齢にシフトしたことによる終末期の医療費にあるのではなく、高齢ほど医療ニーズが大きいことにあるといえましょう。したがって、終末期の医療に、より適切に対応する必要は確かにありますが、それを医療・介護全体の課題の中に位置づけるべきでしょう。

(2) 問題の本質――医療機関の変化

日本の医療機関は、数の多い民間の医療機関と、数は少ないが補助金によって物的人的資源が充実している公的病院によって構成されているという基本構造は変わっていません。国は、医療機関に対して診療報酬によって医療費を抑制し、政策目的に沿った医療を提供するように誘導してきました。そして、診療報酬で採算性がとれない高度医療とへき地の医療については、公的病院に対して自治体から補助金が交付されてきました。

しかし、こうした公私の医療機関による暗黙の役割分担も変化しています。第一に、診療報酬において高度医療を評価する改定が重ねられた結果、採算性が改善し、提供する民間の病院も増えました。ベッドを増やすことは医療計画の規制でできませんが、病院を実質的に買収すれば、その病院を利用して事業を拡大でき、また設備の整備はもともと規制されていません。

第二に、こうした高度医療に進出する民間病院がある一方で、多くは介護に事業を展開してきました。訪問看護や介護老人保健施設だけでなく、中には高齢者向け住宅も経営するようになりました。もともと民間病院は、老人医療が無料化された以後、高齢者ケアに大きな役割を果たしてきましたが、こうした傾向は介護保険の創設以後、いっそう顕著になりました。したがって、医療と介護の一体改革は、国民のニーズの観点だけではなく、医療機関の側からも必要です。

第三に、民間における経営形態の変化です。江戸時代から続く自由開業医制度において、医療機関は家業として継承されてきました。しかし、若い医師の専門医志向は高いので、父親の自宅兼用の診療所の継承も難しくなり、病院も相続税や設備投資が高額になったため事業の継続が難しくなってきました。代わって都市部のビル診療所（ビル診）が増えており、夜間や総合診療医としての対応が難しくなっています。一方、病院の実質的な売買が進んでおり、徳州会などの大きな病院グループが形成されています。

第四に、公的病院の中にも独立行政法人に移行し、赤字体質から脱出した病院も現れました。年功序列の公務員給与体系まで大きくメスを入れることはできていませんが、積極的に事業を展開することによって収益を増やしています。特に国立病院改革は成功しており、厚生労働省の直営から国立病院機構に移管後は、本部及び各病院の権限と管理体制が強化された結果、経営は黒字に転換して地域医療に大きく貢献するようになりました（詳細は池上編著、２０１４年を参照）。

第五に、２００６年に導入された患者7人に対して昼夜平均して看護職者１人以上という、いわゆる7対1看護の普及です（配置人数以外にも月間の平均夜勤時間72時間以下などが要件）。これは中医協において日本看護協会の委員の意見を受けて導入され、その目的は、労働環境の改善と、より高い看護職の配置基準を導入することによって病院の入院医療の質の向上を図ることでありました。導入時においては3万ベッドが新たな基準に手を上げることを想定していましたが、これまでの10対１と比べて１割以上高い入院料を請求できるため２０１２年度には36万ベッドにもなりました。その結果、７対１以外の病院における看護師の不足と、医療費の適正化の両面から課題となっています。

これら五つの変化は、各医療機関の経営者がそれぞれ部分効率を追求した結果であります。国は全体効率を高めるために、例えば最も医療費のかからない病棟に患者を移す「政策」を立案し、要件を規定しますが、各医療機関はそれに対する「対策」を立て、最も収益性の高い病棟に患者を移します。また、診療圏（受療する患者の居住する範囲）における競合機関や住民の医療ニーズについてマーケティング調査して事業の継続・拡大を図ります。

こうした医療機関による対応は加速化していますので、国や地域の全体効率からしますと課題は大きくなっています。設備や人員が整備された病院では、医師が「適切」とする医療の範囲は拡大しますので、医療費も高くなります。また、こうした病院が各地域で整備されますと、患者の期待水準も上がって、医療費の増加に拍車がかかります。これは施設・設備だけではなく、人についても例えば子供の救急に対して一般の医師ではなく、小児科医の診療を求めるようになります。そこで、国としては全体効率を図るために統制を強めていますが、いきすぎますと地域のニーズに対応できない硬直的な体制に固定される危険性がありま す。

最後に、このように医療環境は大きく変わりましたが、医師の養成について基本的には変わっておらず、専門医志向はむしろ強まっています。しかし、日本の医師は診療する場のニーズに対して柔軟に対応してきましたので、これからの提供体制の変化に対しても、自己学習と短期研修の受講によって即応できるでしょう。

⑶ 国の改革案

国は消費税の増税を受けて2014年度に904億円（ただし、約280億円は既存財源）の医療介護基金を設け、それを原資として改革が行われようとしています。これまでのように「当事者に任せておけない」ので、国の指導による「選択と集中」によって構造改革が進められることになりました。

具体的には、「急性期医療に人的・物的資源を集中的に投入」する一方、これまで患者は自由に医療機関を選んで受診（フリーアクセス）していましたが、今後は一定の制限を設けるとともに、退院後の受け皿を整備することです。また、終末期医療については、「人間の尊厳のある死」を実現するために、現在の「病院完結型」より「地域完結型」の医療において、病院外で看取る政策が明記されています。

こうした政策を実現するために、まず下記のとおり病床を四つに分類し、この中から各病院は病棟ごとにいずれかの種類を選択・報告します。そして、当該病棟が届出の種類に対応した医療を提供しているかどうかを診療報酬明細書（レセプト）によって確認することになっており、対応していないと判断された場合には、病床の種類を変更することが求められます。

・高度急性期機能――急性期の患者に対して、状態の早期安定化に向けて、診療密度の高い医療を提供する機能。
・急性期機能――急性期の患者に対して、状態の早期安定化に向けて、医療を提供する機能。
・回復期機能――急性期を経過した患者への在宅復帰に向けた医療やリハビリテーションを提供する機能、及び特に、急性期を経過した脳血管疾患や大腿骨骨折等の患者に対して、ＡＤＬの向上や在宅復帰を目的としたリハビリテーションを集中的に提供する機能。

・慢性期機能――長期にわたり療養が必要な患者を入院させる機能、及び長期にわたり療養が必要な重度の障害者（重度の意識障害者を含む）、筋ジストロフィー患者又は難病患者等を入院させる機能。

これら四つの病床機能のうち、「高度急性期」は当時の「7対1看護」等の病棟、「急性期」と「回復期」はそれ以外の「一般病床」の病棟、「慢性期」は「療養病床」の病棟にそれぞれほぼ対応していました。問題は既存の病棟を、それぞれ4つの機能にそれぞれ分類し、適正な病床数に再構築するかでした。

種類ごとの病床数枠を設定するプロセスは、まず国が2025年の医療ニーズを見据えて標準的な計算式を提示されました。都道府県はそれに基づいて地域の事情等を踏まえて「地域医療構想（ビジョン）」を策定し、その中でそれぞれの「必要量」を規定しました。そして、各病院から報告された病床数の合計が地域医療構想のそれぞれの「必要量」よりも多い場合には、「協議の場」において協議し、協議しても進まない場合は、知事は公的病院に対して指示し、指示に従わない場合は補助金の交付対象から除外することができます。

病床の種類ごとに地域で枠を設定する目的は、急性期の病床を減らして、残った病床に人員を集中させて短期集中的に治療できるようにすることです。そして同病棟から在宅に退院するか「回復期」の病床に転院し、「回復期」の病床からは在宅に退院するか「慢性期」の病床に転院する、という整然とした患者の流れを作ります。その結果、在宅への流れは太くなり、全体としての効率性の向上を期待しています。

こうした対応によって、高齢化が進展した２０２５年においても、「回復期」を除いて、全体として病床数を減らすことが目標となっています。特に慢性期病床については、最も少ない地域における人口当たりの病床数と同じにする計算方法が提示されましたので、病床数の多い高知県などは大幅に減ることになります。

次に、在宅における受け皿としては、地域で総合診療に当たる医師が対応します。病院の受診はこうした総合診療医からの紹介に基づいて行うのが原則となり、現在の「フリーアクセス」は徐々に制限されます。こうした目的に沿って、２０１４年度の診療報酬の改定においても対応がなされました。それが、高血圧・糖尿病・脂質異常・認知症の４つのうち２つ以上を有する患者に対して、24時間の対応等を行う体制のある場合の「地域包括診療料」などの新しい点数です。

以上の改革のほか、次の章で解説する中学校区ごとの医療と介護の「地域包括ケアシステム」の構築、医師の偏在に対応するために派遣等を行う「地域医療支援センター」設置の義務化、潜在看護職員の復帰を支援するナースセンターの強化、医師・看護職員の勤務環境の

コラム 医療事故

「医療事故」とは、医療現場における全ての人身事故のことであり、医療行為が直接関係しない病院の廊下での転倒や医療従事者の針刺し事故も含まれています。このうち患者に不利益が生じた「有害事象」の発生率は、2003～05年度の厚労省の研究班の報告によると、18病院をカルテに基づいて調査した結果、入院患者において6.8%でした。

社会が「医療事故」に注目するようになったのは、1999年に都立広尾病院で看護師が消毒液を誤って注射して患者が死亡した事件からです。看護師は業務上過失致死罪で起訴され、有罪となりました。「業務上過失致死罪」とは、危険な状態になることが予見でき、それを回避する可能性があったにもかかわらず、十分注意していなかったために死亡させたことです。看護師が注意義務を怠ったことと、患者の死亡の関係は明々白々でした。

これに対して、2006年に福島県立大野病院で母親が帝王切開で女児を出産後、出血多量で死亡し、産科医が同じ業務上過失致死傷罪で逮捕・起訴された事故は、状況が異なります。焦点となったのは、医師が胎盤剥離を継続したことの適切性であり、それを不適切とする証拠が不十分であったため、2008年に無罪判決が確定しました。以後、こうした状況下で医師の治療が不適切であるという理由で、逮捕されるような事件はおきていません。

したがって、医療における業務上過失致死傷罪の対象については、決着がついているように見えます。しかし、話はもっと複雑です。広尾病院の場合は、死亡診断者に虚偽の記載を行ったこと、及び事故として「異状死」の届けを出さなかったことを最高裁は有罪としました。虚偽の記載の違法性については議論の余地はないですが、事故を「異状死」として届ける義務については、医療界は反発しました。

その理由は、患者が死亡した原因が医師の過失によるのか、病気によるのかを見極めるのは難しく、また届出の義務が強化されれば隠蔽が増え、再発防止に逆効果となる、ということにあります。これに対して患者側の弁護士は、遺族として訴える仕組みを求めています。2014年度に国会に提出される法案は、院内における調査を基本としながら、事故の原因究明を行う民間の第三者機関の設置を骨子として両者の妥協を図るものです。

改善、看護師の診療補助範囲を拡大するための研修制度の創設、医療事故で患者が死亡した場合の院内調査結果を届ける民間の第三者機関の設置などがあります。また、民間病院における事業継承、合併や権利移転を円滑にする必要性が提示されています。

今回の改革案がこれまでの国の対応と異なる点は、第一に医療計画における大枠としての病床規制から、病床の種類ごとの規制に変わり、かつ病床の種類を変更させる権限が都道府県に与えられたことです。第二に届出の病床の機能が、実際に提供されている医療を反映しているかどうかをレセプトによって検証する仕組みが導入されることです。第三にこうした病床の機能分化・連携、及び在宅医療・介護サービス充実、さらに医療従事者の確保と育成のために、医療介護基金が用意されていることです。

(4) 国の改革案の課題

提供体制の改革の目玉は、病床の種類を設定し、各々の「必要量」を2次医療圏ごとに規定することです。この目標の第一の問題は、各病床の種類ごとの機能が、一日当たりの医療費を「境界点」として、それぞれ機械的に規定される点です。具体的には「高度急性期」と「急性期」は3000点、「急性期」と「回復期」は600点、「回復期」と「慢性期」は225点を基準に分けられます。

これは当初提示された機能とは必ずしも一致せず、例えば「回復期」はリハビリだけが対象ではなく、むしろ在宅の患者が肺炎や終末期医療などのために入院する場合の方が多いので、病床の名称としては不適切です。また、仮に医療費によって病床の機能を規定できたとしても、医療費の実績は必ずしも患者のニーズに一致しません。例えば3000点以上の「診療密度の高い医療」の対象になるかどうかは、患者の特性だけでなく、医師の「適切性」の判断によっても規定され、設備・人員の整った病院においては同病棟の「適正」とされる対象患者の範囲は拡大します。

このように各病床の機能が重なることは、病院同士の連携も構造的に難しいことを意味します。なぜなら連携は競合しない分野においてのみ可能で、競合していれば「連携」ではなく、「競争」の関係にあるからです。具体的には、「急性期」の病棟は、「回復期」の病棟の提供する機能にほぼ全て対応でき、逆に「回復期」の病棟は「急性期」病棟の提供できる機能のかなり部分に対応できます。

それではなぜ、病床機能区分を考案したのでしょうか。おそらく患者は急に発症し、「(高度)急性期」の病床に入院後、在宅に退院できる者は退院し、できない者は「回復期」にそれぞれ転院・転棟し、そして「回復期」からほとんどが在宅に退院するという整然とした流れが前提にあったのでしょう。ところが、完治できる患者は、確かに「(高度)急性期」より直接退院できますが、完治できない虚弱高齢者等の急性悪化の場合は、途中で停滞するか、あるいは再度悪化して逆に流れる可能性もあります。

こうした完治しない患者の状態が変化した場合、規定された病棟のそれぞれの機能に対応して転院・転棟を繰り返すことは患者の利益にならず、地域の全体効率も向上しません。病床を4種類に分けた理由として、虚弱高齢者の終末期医療を救命救急センター等の「高度急性期」ではなく、「回復期」で対応する、という考えの背後にあったように思われますが、積極的な延命治療を行うかどうかは、本人の事前指示によって決めるべきでしょう。

なお、現場の混乱に拍車をかけたのは、「高度急性期」と「急性期」を分けた目的が、7対1看護の半減にある、と受け止められたことにあります。しかし、2014年度の診療報酬の改定において、7対1看護の要件が厳しくなったのは、あくまでも診療報酬における対応であり、そもそも「病床区分」は「病棟」単位の区分であって、7対1のように「病院」単位の規定ではないことに留意する必要があります。

第二の問題は、病床機能別の「必要量」を算定する際の「地域」として「2次医療圏等」が基準として記されていますが、第2章で述べましたように「2次医療圏」の圏域は患者の流れを必ずしも反映していません。特に東京都の場合は、「高度急性期」病院の大部分は都心に立地するのに対して、「回復期」や「慢性期」の病床はそれ以外に立地しています。したがって、2次医療圏単位に再構築することは不可能であり、「等」が加えられたことによって、どこまで都道府県が弾力的に対応するかが今後の課題となります。

第三の問題は、各病床の「必要量」と、実際の病床数と一致しない場合の都道府県としての対応です。当該病院と「協議」し、勧告に従わない場合には、病院の名前の公表などが対策として提示されています。しかし、仮に保険医療機関として指定を取り消しまで行いますと、入院している患者の処遇が問題となります。従来のような新規の病床の許可と違い、既存の病床の再構築には大きな障壁があります。

こうした再構築を支援するための基金は確かに設けられましたが、具体的にどう使われるかは各都道府県の裁量であり、既存組織の運営費・整備費やこれまでの研修の拡充に当てられる可能性が高いです。これまで都道府県庁は提供体制に主体的に介入した実績は乏しく、改革後も保険者としての責任も権限も曖昧ですので、地域医療ビジョンに基づいてどこまで医療計画を策定・実施できるかは未知数です。

したがって、従来のように診療報酬の改定による誘導が主体となる可能性が高いですが、診療報酬による対応とは齟齬があり、また限界もあります。例えば、「地域包括ケア病棟入院料1」は、退院患者に占める「在宅」(実際には自宅への退院だけでなく、医療・介護施設への転院と転棟が含まれます)の割合が7割以上などの要件を満たせば算定できますが、一般の介護老人保健施設等は対象でないので、同施設との連携は難しくなくなるでしょう。

次に、在宅医療における対応について述べます。四つの病床機能に即して患者がスムーズに流れるためにも受け皿となる在宅における医療の充実は不可欠です。しかし、その必要性は強調されていますが、具体的な対応としては、介護が中心となる「地域包括ケアシステム」と、診療報酬における「地域包括診療料」などの新設、及び紹介状を持たずに病院を受診する患者に対する自己負担額の増額に留まっています。実は、より根本的な解決策を提示できない理由は、以下の通りです。

一つは在宅医療を担う総合診療医が、イギリスのように医学部入学者の半数になる見込みは全くないことです。従来の自宅兼用の診療所はむしろ減少しており、その医師も高齢化しています。ビル診で新規に開業する医師は専門医志向が強く、診療時間も限定されています。確かに在宅医療に特化した医師も出現していますが、その対象は通院ができない患者に限定されています。

もう一つ、上記のように総合診療医の体制が確立していないと、フリーアクセスを制限することも難しいです。というのは、患者が総合診療医の知識と見識を信頼していなければ、当該医師がゲートキーパー（通行手形となる紹介状を渡さない限り患者は病院を受診できない）として対応することに理解は得られないからです。紹介状を持たずに病院を受診した場合、あるいは他の医療機関で対応できるのに当該病院の外来を受診し続けた場合に、患者負担の増額が検討されていますが、負担感は所得によって異なるので、医療の平等性から問題になります。

なお、診療報酬において、200床以上の病院と、199床以下の病院で点数・要件が異なっており、後者は診療所に準じた扱いとなっています。これは病院の多くは診療所から発達したので、「病院」と「診療所」の区別が曖昧であるため、便宜的に設けられた線引きです。しかし、患者にとっては分かりにくい区分であり、加えて200床以上の病院においても、虚弱高齢者の入院医療に対応するため総合診療機能を充実させています。また病院の中には外来部門を診療所として切り離している場合もあり、こうした動きはフリーアクセスが制限されれば加速するでしょう。

さて、このように在宅医療の整備に関する見通しがたたないにもかかわらず、死亡する場所としては「在宅」が望ましい点が明記されています。そのためか病院における看取りについて言及はなく、「高度急性期」「急性期」は「状態の早期安定化」、「回復期」は「在宅復帰」がそれぞれ目的となっており、「慢性期」においても明記されていません。これは死亡者全体の8割が病院で死亡し、その9割は「慢性期」の療養病床ではなく、一般病床で亡くなっている現状からすると問題です。

表３-１　国民の終末期を過ごしたい場所

（単位：％）

	末期がん	重度心臓病	認知症末期	植物状態
医療機関	47.3	39.5	26.8	71.5
介護施設	13.7	34.9	59.2	14.4
居宅	37.4	23.5	11.8	10.3
無回答	1.6	2.2	2.2	3.8

出典：厚生労働省（2014）『終末期医療に関する意識調査等検討会報告書』より一部抜粋

より基本的な問題は、国民は「国民会議」が推奨しているように在宅で亡くなることを必ずしも望んでおらず、また今後在宅で亡くなる割合を大幅に増やすことも難しいことです。まず、後者について、在宅での看取りに積極的に取り組んでいる尾道市においても自宅で死亡する割合は15・４％（２０１０年）に留まっており、広島県全体の11・９％、全国の12・６％より高いですが、医療機関の方が圧倒的に多いことには変わりありません。

次に前者について、国が２０１３年に実施した意識調査によると、死亡場所として在宅を希望した割合は表３－１で示すように、最も高い割合であったがんの末期でも３分の１であり、それ以外の重い心臓病などにおいては４分の１以下でした。特に認知症の場合は１割に留まっており、介護施設が６割を占めています。これらの割合は、次の章の施設から在宅への介護政策においても留意すべき低い水準です。

政策立案者が自分の信念に基づいて政策目標を設定するの

は当然でしょう。しかし、現状を無視して改革を進めると失敗に終わり、残るのは現場の混乱と、機を見るのに敏な一部の医療機関による利益の拡大だけです。すでに「国民会議」の示したシナリオに沿って改革は進められていますが、筆者は今後の議論の検討材料を提供し、歴史における証左とするために、以下、改革私案について解説します。

(5) 改革私案 —— 医療の実態に合った対応

「国民会議」の改革案は、病床機能を分類・再構築することによって「効率化」が達成される根拠を示していません。また、虚弱高齢者の救急入院が増えていること、完治も改善もしないで悪化する患者も存在すること、ゲートキーパーとなる医師を養成し、社会から認知されるのは難しいこと、在宅で亡くなることを国民は必ずしも望んでいないこと、などについても言及していません。以下、これらの問題点に対応した改革私案を提示します。

第一に「高度急性期」の「診療密度の高い医療」を、「技術集積性の高い医療」として再規定します。「技術集積性が高い」とは、高度な技能を持った医療チームを必要とし、対象となる患者が比較的少ない分野です。具体的には「がん」のような広い分野ではなく、がんに対する分子標的薬などによる治療などの狭い領域であり、患者を拠点病院に集めた方が治療成績はよく、費用も低い場合です。拠点病院を選ぶ際は、高度医療というブランドに惹かれて患者が集中することを緩和するため、分野によってそれぞれ違う病院を拠点に選びます。どの病院が、どの分野の「技術集積性」の高い医療の拠点病院になるかは、これまでの実績に基づいて、可能な限り透明なプロセスに従って都道府県が決めます。そして拠点病院以外は当該「技術集積性」の高い分野の医療を提供しない、という原則を確立する必要があります。ただし、救急については、原則的にどこの病院でも、初期の対応ができるように体制を整備します。

第二に、新たな病床の種類を設けず、これまでの「一般病床」と「療養病床」に留めます（精神・結核・感染症病床は従来通り）。そもそも「高度急性期」の病床が創設された直接の原因は、7対1看護の病床が予想よりも大幅に増えたことへの対応策です。診療報酬改定によって生じた問題は、診療報酬の改定で医療・看護ニーズに対する要件を抜本的に見直すことで対応するべきであり、新たな病床の種類を設ける必要はありません。

「急性期」と「回復期」の区分も、「回復期」を専ら「急性期」から転院・転棟する患者に限れば病床数が過剰になり、直接入院することを認めれば、「急性期」との相違はなくなります。在宅復帰は「急性期」においても目標であり、「回復期」に限った機能ではありません。そもそもリハビリテーションに特化した病棟は現在でも診療報酬において規定されており、新たに「回復期」の病床を規定する意義は乏しいです。むしろ民間病院の介護サービスを積極的に活用したほうが、在宅への復帰は促進されます。

第三に、都道府県の役割は、実態調査などによって全県レベルで「技術集積性の高い医療」を特定し、各分野における病院の実績に基づいた選定、整備資金の確保、及び連携体制を構築することになります。それ以外にも収集すべきデータは、各種手術の人口当たりの実施率です。各病院が部分効率を追求して手術の対象となる患者を拡大すれば、全体効率は低下します。

第四に、「技術集積性の高い医療」を整備・運営する資金として、医療介護基金だけではなく、診療報酬を改定する権限の一部を中医協より都道府県に移譲することによっても手当てします。具体的には、DPCの「医療機能評価係数Ⅱ」を国が一律に規定していますが、この権限を都道府県に委譲し、地域の事情を踏まえて決めた方が、医療計画との整合性がよく、またより弾力的に対応できます。

第五に、総合診療医を養成するために、中小病院を積極的に活用します。開業後に総合診療医として必要な技能は、中小病院の方が大病院よりも習得しやすく、また在宅医療において中心課題となる虚弱高齢者の医療や終末期医療に、より対応しています。このように内科医等が実務で習得し、必要に応じて短期の現任研修を設けた方が、基本領域の一つとして「総合診療医」を一から養成するよりもはるかに効率的です。そのためにも中小病院の経営基盤を強化、併せて事業継承を容易にします。一方、過疎地区においては、へき地医療の拠点病院による医師の巡回派遣を促進します。

以上のように、選択と集中による効率性の追求は、国による強制によってではなく、基本的には民間・公的の各医療機関に任せた方が、自由開業医制度の日本に適した対応と考えます。確かに部分効率の追求によって遠心力が働きますが、政府としては全体効率を高めるための直接介入を、技術集積性の高い分野に限定すべきでしょう。

一方、診療報酬の改定においても、ヒトやモノの配置において、きめ細

コラム　医療法人

医療法人とは、1950年の医療法改正によって創設された法人形態で、医療における営利性の否定に対応して、余剰金の出資者への配当を禁じているので、再投資に回わさなければいけません。

ほとんどの医療法人において、法人の財産は出資者の出資割合に応じて個人に帰属し、出資分は「持分」として売買でき、また「持分」に応じて法人の財産は相続税が課税されますので、税制上は有限会社と同じ扱いを実質的に受けています。

このように曖昧な位置づけになっていますが、医療界としては心情的に株式会社の医療への参入に反対してきました。こうした状態を整理するため、2006年の医療法の改正で医療法人は原則「持分」がない形式に移行することを促し、移行しない法人は「経過措置型医療法人」に規定されました。ところが、「持分」を放棄した場合、法人として贈与税を払わなければならない等の問題があるため、移行はほとんど進んでいません。

一方、「持分」の売買により実質的な病院の買収、チェーン化は進んでおり、徳州会のような法人の「関連」病院が増えています。こうした病院チェーンの実績からしますと、「ホールディングカンパニー」を導入し、統合を促進しても、地域としての医療資源の適正配置・効率的活用にはあまり寄与しないでしょう。

かく要件を設定して、医療機関を強引に経済誘導するよりも、大枠に留め、むしろ各医療機関による選択と集中を支援するように改めるべきです。例えば人工関節やカテーテルの材料費を手術・処置料に包括化すれば、実施件数の多い医療機関はより安価に購入できるので、全体として効率性を高めることができます。

3　成長戦略の課題

(1) 健康増進と予防

健康産業は成長戦略の一翼を担っています。確かに超高齢社会になっても、健康寿命が延び、働き続けることができれば生活の質は向上し、医療介護費も節約できます。また、生命に直結する「医療」の枠外に置かれますと、平等に提供する必要性はなく、企業は自由に事業を展開できます。しかし、健康増進によって生活の質は向上できても、医療費を節約できるかは疑問です。

健康増進の方法や対象者は多様ゆえ、全体としての効果を分析することは難しいです。そこで、方法も対象者も明確な「メタボリック症候群」(内臓脂肪型肥満症候群、以下、メタボと略)に対する予防策を例として予防サービスの課題を分析します。なお、メタボ予防は、

図3-3　予防による医療費抑制の前提

脳卒中・心筋梗塞の発症を直接予防できない

↓

脳卒中・心筋梗塞が発症する確率を高めるメタボ（糖尿病、高血圧症、高脂血症）の進行なら予防できる

↓

メタボを早期に発見し，生活の改善を指導すれば順守される

↓

順守によってメタボの外来医療費が減り、脳卒中・心筋梗塞の入院医療費も減る

国が2007年より医療費抑制策の一環として、公的保険の保険者に対して実施が義務付けられました。

予防により医療費が抑制される論拠を、図3－3にまとめました。メタボ予防の第一の問題は、本人にとって予防のメリットが明確に感じられない割に、負担が重いことにあります。インフルエンザのような感染症の予防であれば、ワクチンの接種で発症を軽症に留めることができます。しかし生活習慣病の予防は、現在特に症状のない高血圧症や糖尿病、高脂血症を長期にわたってコントロールすることによって、将来における脳卒中や心臓病の発症する確率を低下させるのが目的です。

第二の問題は、メタボは長年の食事内容や運動という生活習慣に根ざしているだけに、「指導」によって容易に変えられないことにあります。例えば、運動量を増やすため自宅の最寄りから1駅手前で下車することは、数日間は続けられても何年も続けることは困難です。高血圧症になっても、運動などせず、医師から処方された降圧剤を飲んだ方がはるかに楽です。また、そもそも政

府や雇用主が、個人の生活にどこまで介入してよいのか、という問題もあります。

したがって、現在進められているメタボ対策によって医療費を抑制できるかどうかは、壮大な社会実験といえましょう。成功するかどうかは健診を受ける割合よりも、メタボと判定された人々が保健指導を受け、指導内容を順守することにかかっています。国が提示した目標は、2012年度に扶養家族を含めて、40～74歳の加入者の健診受診率を70％に、対象者の保健指導受診率を45％にすることでした。しかし、2015年度の実績は健診受診率は2010年度の43・2％から50・1％に上昇しましたが、保健指導の実施率は18・3％より16・7％にむしろ低下しており、保健指導を実施しないと効果は期待できないことから、制度全体の意義が問われます。

このように低い水準に留まっているにもかかわらず、国は健診受診率と保健指導受診率が低い保険者に対して、後期高齢者医療への支援費を増額するペナルティを2014年度より導入しました。確かに保険者の努力で保健指導の実施率を上げることはできるかもしれませんが、加入者の特性によっては難しい場合もありますので適切な方法ではありません。なお、産業力競争会議は、各個人が払う公的医療保険の保険料を、健診の受診・喫煙・運動習慣・健診で所見ありの項目数などによって上げ下げすることを提唱していますが、例えば運動施設の整備・時間的ゆとりなど個人の責任に帰せられない要素が多いです。

第三の問題は、健診で異常が見つかり、指導によって生活習慣が改善されない場合には治療が開始され、治療は何年にも及ぶので医療費はむしろ増える可能性にあります。ちなみにアメリカのメディケア（高齢者等の公的保険）では、メタボに対する積極的治療が開始されたことにより医療費は増加しています。さらに長期的には病気による死亡率が低下すれば高齢化がいっそう進み、「元気高齢者」の割合が高くならなければ、医療費も介護費も増えることにも留意しなければなりません。

最後に、健診・指導が医療と分断されて実施されていることが問題です。予防は本来、総合診療医がたまたま風邪などで受診した患者に対して、当該患者の病気になるリスクに対応してテーラーメイドに検査する方が二重に効果的であると、諸外国では認識されています。なぜなら、健診を受けるような人は健康に対する自覚が高いので、むしろ健診を受けないような自覚の乏しい人が病気で受診した際に対応した方が効果的であり、また総花的に検査するのはムダであるからです。ところが、日本は病気で受診した患者に対して、ついで健診や予防接種を行うことは、健康保険法によって禁止されています。

分断によるもう一つのムダは、現在通院しているので、特定健診を受ける必要性はないにもかかわらず、受けなければいけないことです。通院者の割合は高く、国民生活基礎調査によると40歳代でも2割以上、60歳以上になると過半数にも達し、このうち特定健診の対象疾患の占める割合は過半数を超えると推測されます。「医療」と「予防」の分断は、保険者が医師による過剰診療に対抗して採った措置かもしれませんが、むしろ大きなムダとなっています。

以上の通り、メタボ予防によって医療費抑制ができるかどうかは疑問であり、医療と分離して予防を行うことは非効率です。確かに職場や地域で運動を奨励することによって医療費を抑制できたという報道もありますが、その基盤として共同体意識が必要であり、こうした共同体意識を保険者が形成するのは難しいです。したがって、企業が顧客に対する事業として健康増進に取り組む際は、その目的を生活の質の向上に置き、スポーツやレジャーと同じ範疇に位置づけるべきでしょう。

(2) 薬剤・医療材料

2014年2月12日に「健康長寿社会の形成に資することを目的」として、健康・医療戦略推進法案を国会に提出することが閣議決定されました。健康・医療戦略の目玉として、日本医療研究開発機構（俗称：日本版NIH）という独立行政法人が設立され、医療分野の研究開発等の実施・助成において中核的な役割を果たすことになります。同機構は、医薬品の基礎的な研究成果を、製薬企業に紹介し、実用化開発を促進します。

この背景には日本の製薬産業の長期低迷があり、2000年まで輸出入がほぼ均衡していましたが、2012年には輸入が輸出を1・5兆円以上上回っています。特に年間1千万円以上もかかるような腫瘍用薬（抗がん剤）の輸入超過が著しいです。ところが、こうした状態を改善し、新薬の導入を円滑にするうえで三つの障壁が立ちはだかっています。

第一は日本で新薬の治験を行ううえでの構造的な障壁です。治験を実施する際、対象となる患者を、少ない数の医療機関から集中的に確保した方が効率的です。ところが、日本では大学病院などでも、諸外国と比べて対象となる症例数が少ないです。ちなみに日米で同じ規模の二つの大学病院における年間の心臓弁膜の手術件数を比較しましたところ、日本はアメリカの5分の1でした。その理由は医師数の差や高度医療機能への特化の相違などの構造的な要因にあるため、改善するのは容易でありません。したがって、臨床応用は、ロボットなど医療機器に置いた方が、比較対照試験も必要としないので少数の症例で対応でき、また現場における工夫で改善することができます。

第二は国内のメーカーだけを利するような政策をとれないことです。例えば新薬の開発を促進するために設けられた「新薬創出・適用外加算」で対象となった品目のメーカーは外資が圧倒的に多いです。一方、世界に先駆けて日本で承認を取得した新薬に対する「先駆け導入加算」は、国内メーカーを利する不公正な制度として提訴される可能性があります。

第三は、新薬の促進は医療費の抑制策と矛盾することです。例えば医療費抑制策の一環で、新薬の薬価をつける際に、参照する国としてアメリカ、イギリス、ドイツ、フランスにおける平均価格の1・5倍以内から1・25倍になりました。なお、新薬の薬価のつけ方は不透明であり、画期性や有用性による加算が具体的にどのように反映されるかは分かりませんので、プロセスの透明化は外資・内資を問わず求められています。

第一と第二の課題は構造的で対応は難しいですが、第三の課題は薬価政策を全面的に改めることによって解決できます。第2章で述べたように、薬価は確かに薬価調査の結果などを受けて引き下げられてきましたが、それはあくまでも市場価格を反映した引き下げであり、特許切れによるコスト構造の変化に対応していません。新薬のコストの9割以上は研究開発費であり、製造に要するコストは1割以下ですので、特許によって守られた知的所有権がなくなった時点で、コストは1割以下になるはずです。ちなみに米英では、特許が切れると同時に薬の価格が一般に9割低くなっています。

こうしたコスト構造の変化を薬価に反映させるためには、後発品の割合を高めるだけでは不十分で、同じ成分でありながら、後発品の銘柄によって5倍以上も異なる薬価がついている現状も改める必要があります。そのためには、特許が切れた後の当該薬剤の薬価を、薬価改定に併せて、先発メーカーも参加した公開入札で決めるのが最も公正な方法です。

特許切れの薬の薬価を大幅に引き下げたことにより浮いた財源を、新薬に対する高い薬価に充てれば財政中立的に新薬の開発を促進できます。ただし、治験だけでは新薬のインパクトを十分検証できませんので、最初の1年間は暫定薬価とし、効果と販売量の実績によって改めて薬価をつけることも検討する必要があります。なお、剤型を改良して飲みやすくすることによって価格差を設けるなら、差額部分については選定療養の対象として患者の自己負担とすべきでしょう。

(3) 医療の国際展開

国際展開には、外国からの受け入れとして、患者のメディカルツーリズム及び医療職者の研修等と、日本からの病院や医療機器の輸出及び技能・制度の移転があります。両者が車の両輪となって進むことが期待されていますが、言葉の障壁のほか、以下のような構造的な障壁があります。

第一は、日本の医療制度は平等を基本に設計されていますので、富裕層に対象を特化した医療施設はありません。したがって、メディカルツーリズムの受け入れは、スパにおける健康増進や健診などに基本的に限られ、観光立国の一翼を担うことはできても、独立には成り立ちません。確かに日本には内視鏡などの進んだ技術分野はありますが、まずは国民のニーズの充足を優先するべきです。

第二は、日本からの病院や医療機器の輸出については、途上国の低所得者の支払能力、及び現地における機器の整備能力に対応した仕様に改めないと、富裕層に特化した施設になるか、機器の保守や消耗材の購入ができないので利用されなくなります。富裕層に特化しないまでも、都市部の公務員や資産家を優遇するような病院は、現地住民の反発を招き、医療の「皆適用」を目指している国際社会からもひんしゅくを買いましょう。

第三に、日本の国民皆保険を、制度として移転することは、歴史・文化・社会構造が異なるので不可能です。しかし、その中でマクロの政策面における高度成長下における所得再分配策、及び制度としての診療報酬については、移転の可能性があります。前者についての解説は池上編著（２０１４年）を参照されたいですが、後者について改めて制度の移転という観点から解説すると次のようになります。

多くの途上国は植民地時代からの公立病院を引き継ぎ、これらの病院は大都市に偏在し、予算による硬直的な運営、医師をはじめとした医療職者の低い士気に悩まされています。こうした状況下で、富裕層は公立病院で優先的な扱いを受けるか、あるいは急速に拡大している民間病院を受診していますが、貧困層は受診できないか、受診できても薬などを私費で購入しなければいけないので生活はますます困窮しています。

こうした状態を改革するうえで、日本の診療報酬は１つのモデルを提示します。診療報酬は、公私を問わず、どの医療機関に対しても、同じサービスには同じ報酬を保証しますので、どの患者も平等に扱われています。また、かかったコストではなく、一律の点数で支払われますので、医療機関はサービスを効率的に提供する圧力がかかり、公立病院の医療職者にも浸透させることは可能です。また、全国一律の報酬を支払うことによって医師の非金銭的報酬と金銭的報酬をバランスさせ、医師の都市部と専門医への偏在を緩和しています。

医療の構造上、医師には裁量権があるので、政府は直接指示できません。こうした条件下で、診療報酬は医師の患者の代理人・配給者・生活者の立場を巧みに利用することによって政策目的を達成しています。そして、2年に1回改定を実施することによって、医療費の総額だけでなく、その配分までも政策に沿うようにコントロールしています。その結果、出来高払いでありながら、各々の点数と請求要件の改定によって中身まで統制しています。

こうした精緻な構造を持つ診療報酬を、医療サービスの分類も請求要件も未整備で、規制を順守する規範も監視する統治機構の乏しい途上国に一挙に移植することは確かに不可能です。しかしながら、部分的に導入することは可能であり、例えばタイでは診療所は登録した住民の頭払いから得た収益で、病院に紹介した外来患者の医療費を払っています（入院医療は国よりDRGの包括払い）が、料金体系は整備されていません。そこで、病院の外来において、診療報酬に準拠した支払方式を試験的に導入する試みが行われています。

日本の海外援助は、米欧の明確なプランに従ってトップダウン的に展開する方式とは対照的に、草の根の地道な努力の積み重ねが強みとなっています。医療においても同様であり、大学院などで教示する普遍的なモデルを広めていく方法は国内においても根付いていないので、海外展開を試みるのは非現実的です。医療の実務家同士がネットワークを構築することの方が適しているといえましょう。

第４章　介護保険の概要と改革の課題

本章では、介護の改革が医療と一体で進められている背景、及びその前に立ちはだかる福祉と医療の歴史的背景の相違についてまず説明します。次いで、介護保険制度の概要を解説した後、その課題を整理します。最後に、これまで行われた改革、「国民会議」の報告書と、その後の医療及び介護の総合的な確保に関する「法律案」、及び筆者の改革私案を提示します。

1　高齢者ケアの課題とその歴史的背景

(1) なぜ医療と介護の一体改革なのか

第3章において、医療ニーズが大きく変わり、今までのように完治することは少なくなった結果、退院後も、医療とともに日常生活における継続的なケアを必要とすることが多くなった点を指摘しました。こうしたニーズに対して、介護保険で対応した方が、医療保険で対応するよりも、財政負担の少ないことが医療と介護の改革を一体的に進める原動力になっています。

介護保険の方が財政負担の少ない理由は、第一に医療保険では医師の医学的判断に基づいて、基本的に青天井でサービスの費用がカバーされるのに対して、介護保険でカバーされるのは介護を要する程度に応じて設定された「給付限度額」までであり、限度額を超えるサービスは全額自己負担で購入することにあります。

このように国としてカバーされる範囲を限定できるのは、介護サービスは医療のように生命に直結していないからです。また医師と患者にあるような情報のギャップは、介護においてあまり存在しないので、利用者と家族は「給付限度額」を超えたサービスを、費用と便益に基づいて購入できます。こうした相違を反映して、医療では「混合診療」が原則禁止されていますが、介護では「混合介護」は原則自由です。

第二に、介護で対応した方が、サービスを定型化でき、職員の人件費も医療よりも低く抑えられることにあります。医療の場合は、第1章で解説したように、医師の裁量権で「適切」とする範囲は大きく動きますが、介護の場合は介護職員の裁量は少ないです。人件費が低いのは、介護職員になるための資格要件が緩いからであり、特別養護老人ホームなどには資格を持たないまま就職し、現場に従事している者もいます。確かに介護においても専門的な技能はありますが、それを他の介護職員や家族に教えることは医療ほど難しくありません。

次に、もう一つの大きな流れは、「施設」から「在宅」への流れです。「在宅」が望ましい理由として、「施設」だと、どうしても施設の都合が優先されて個人の尊厳が保てないことがあげられています。しかし、それだけでなく、「施設」では部屋代、食事代、光熱費などのいわゆるホテルコストが利用料に含まれていて、それが低所得者には減免されているので、「在宅」と比べて財政負担が大きいという理由があります。

実は、介護保険でいう「施設」は、「介護福祉施設（特別養護老人ホーム）」「介護老人保健施設」、「介護療養医療施設」という介護保険創設前から存在していた「施設」に限定されています。それ以外の認知症対応型共同生活介護（グループホーム）や有料老人ホームは、介護保険では「居宅」に分類されています。介護保険では「在宅」ではなく、「居宅」という用語を用いるのは、自宅以外の多様な居住形態が含まれているからです。ちなみに「在宅」は「自分の家にいること」という意味であるのに対して、「居宅」は「日常住んでいる家、すまい」という意味で、「自宅」に限られません。

したがって、厚生労働省が目指す「施設」より「居宅」の意味は、これら3種の「施設」以外の場でのケアを意味します。「居宅」におけるホテルコストは明確に各個人の負担になり、介護保険でカバーされるのは「給付限度額」の範囲内で購入できるサービスまでです。なお、本章では厚生労働省の規定に沿って使う場合には、それぞれ「居宅」「施設」とかぎ括弧をつけています。

このように「在宅」の範囲を「居宅」に広げれば、第3章で説明した国の「在宅」中心の医療体制は現実味を帯びます。具体的には、高齢者のための高層住宅の1階に診療所・訪問看護ステーション・訪問介護事業所を設置し、24時間いつでも対応できる体制があれば、「施設」の療養環境に近づけることができます。問題は、後述する費用負担のほか、認知症に対する見守りに代表されるような24時間にわたるニーズに対応する責任が、家主にも、「居宅」の事業所にもないことです。

もう一つの問題は医療と介護の連携です。実は、「居宅」サービスの大部分は福祉から出発しており、医療とは考え方も言葉も異なるので、「連携」はおろか、コミュニケーションも難しいです。また、介護保険の3種の「施設」の連携も、それぞれが固有に発達したために機能が重なっているので難しいです。こうした問題の理解を助けるために、次項において介護保険が創設される前の高齢者ケアに対する福祉と医療の取り組みについて解説します。

(2) 福祉による対応

欧米では福祉は、「お金がない、仕事がない、家がない」という「三つのない」を抱えた者に対する施策から出発しました。これらの人々を収容する救貧施設が近世から整備され、収容された者には労働が強制されました。これに対して日本では家族制度の下で家長の責任に課せられ、公的な対応はほとんどありませんでした。しかし、戦後の欧米における福祉政策の見直しを受けて、日本でも1963年に老人福祉法が公布され、それによって福祉の対象は高齢者一般に大きく広がりました。

老人福祉法によって、「三つのない」の高齢者を対象としていた養老院の名称が「養護老人ホーム」に変わりました。そして、新たに低所得者でなくても入所できる「特別養護老人ホーム」が設置されましたが、当初は事実上、低所得者だけに限られていました。また設置された理由は、医療で対応するだけのお金がなかったことにあったので、夜間や週末などに看護師は配置されず、この規定は現在も変わっていません。一方、「居宅」のサービスとして、今日のヘルパー（訪問介護）のルーツとなった「家庭奉仕員」の制度が始まりましたが、その対象は低所得の一人暮らしの老人に当初限られていました。

このように「三つのない」が原点であったため、特別養護老人ホームに入所したい、あるいはヘルパーの派遣を受けたい場合には、申込者がどの程度「三つのない」の要件に該当しているかの審査をまず受けなければいけませんでした。具体的には、自治体の福祉事務所が、申し込み者の所得と資産、及び家族の介護能力を調査しました。

そして、利用者が「三つのない」からしだいに広がった以後も、所得や家族の介護能力によって優先順位を決め、利用料も当該世帯の所得レベルに応じて設定していました。また、利用者はサービスを受ける機関を選択できず、福祉事務所が指定した機関から受けました。形式としては、首長の指示によりサービスが開始・提供され、これを「措置」といいます。

こうした運営面における課題のほか、財源は一般会計予算から配分され、ニーズを満たすことはできませんでした。その結果、ニーズの大半は特別養護老人ホームではなく、次項で説明するように病院が対応しました。

しかし、財源の状況は１９８９年に開始されたゴールドプランによって変わっていきました。ゴールドプランとは、「高齢者保健福祉推進10カ年戦略」が正式な名称で、「保健」として訪問看護ステーション等への設置助成もありましたが、国の助成のほとんどは「福祉」に対してでした。また当初、「５カ年戦略」となっており、発表当時はそれより継続するかどうかは分からず、その目的は、消費税の導入で選挙に敗北した自民党の人気を、女性票の取り込みによって回復するとともに、消費税による新たな財源が、国民の望む分野に使われることを示すことにありました。

したがって、しりつぼみになる可能性もありましたが国民から広く支持されたので、１９９４年には10カ年戦略に改められ、目標値も上方修正されました（新ゴールドプラン）。例えばヘルパーの数は、１９９０年には常勤換算で３万８９４５人にすぎなかったのが、ゴールドプランでは10万人、新ゴールドプランでは17万人の目標が掲げられました。この目標値は１９９９年におおむね達成され、デイセンターの数も１６１５カ所から１・７万カ所へと10倍に増えました。

このように税の投入によりサービスは大幅に拡大しましたが、措置権によるサービスの提供という形態は変わりませんでした。そのため「三つのない」が基準であった時には福祉事務所の判断は特に問題がありませんでしたが、対象者が「介護ニーズのある高齢者」に拡大した結果、第1章の「医師の適切とする医療サービスの範囲」と同様に、福祉事務所の担当者によって「適切」と判断する範囲は異なる可能性がでてきました。しかも、福祉事務所には専門知識を持った者は一般にいませんでしたので、裁量権は必ずしも適切に発揮されず、政治家が介入する場合もありました。

以上のように、介護保険前の福祉による対応は、運営面においては措置によるサービスの決定という問題を抱えていました。一方、財源面においても、年々予算は増えましたが、要求はそれを上回り、しかも市町村が一部負担していたので、整備の状況は地域によって大きな格差がありました。

(3) 医療による対応

欧米では病院は救貧施設から分かれて発達しましたが、日本では主に開業医の診療所から発達したことを第2章で述べました。したがって、病院は「医師の仕事場」としての性格を持っており、患者をケアする体制は不十分でした。戦後、占領軍の改革によって看護体制は整備されましたが、家族が入院患者に付添う慣習はその後も続きました。

こうした状況下で1973年に老人医療が無料化され、高齢者の入院が大幅に増えました。65歳以上人口のうち病院に入院している割合は1975年には2%でしたが、1990年には4%に倍増しました。しかし、診療報酬は新たな介護ニーズに対応しなかったため、病院は「薬づけ、検査づけ」の入院医療を行うことで収益を確保する一方、家族の雇った病院住み込みの付添婦が介護に当たっていました。また療養環境も1ベッド当たりの面積は、法的な基準である4・3平方メートル（3畳以下）に留まっていました。

これを改めるために、1986年に新しいタイプの医療施設として、「老人保健施設」が創設されました。老人保健施設は、病院と在宅の中間に位置し、機能訓練などを行うことによって、病院からの退院を促進することが目的でした。つまり、医療施設ですので、治療による改善が建前となっていました。そのため、特別養護老人ホームのように終の棲家ではなく、90日以内に退所することが原則となっていました。

ところが、この条件をクリアするために、老人保健施設と在宅を往復するような軽症の入所者が中心になり、また夜間に看護師を配置することが必須でなかったこともあって、重症者はあまり入所しませんでした。なお、老人病院から老人保健施設に転換することが想定されましたが、1ベッド当たり8平方メートルという基準をクリアすることが難しいなどの理由により、実際にはほとんどありませんでした。

そこで、1990年に老人病院に対して、診療報酬において、入院料に薬や検査代を包括化し、付き添いを廃止して看護・介護職員を充実させることを条件に、比較的高い点数を設定した「入院医療管理料」が導入されました。そして、2年後の1992年に、1ベッド当たり6・4平方メートルの面積の確保や食堂などの設置を要件とした「療養型病床群」が設定され、同基準を達成できた場合には高い点数とすることによって、療養環境の改善が経済誘導されました。

しかしながら、「入院医療管理料」の導入によって、確かに「介護」に対応するようになりましたが、「医療」に対する診療報酬上の配慮はほとんどなかったので、気管切開などの医療ニーズの高い患者は入院しにくくなりました。また、「社会的入院」を公認し、むしろ後押しした制度でしたので、「病院」としての機能はさらに不明確になりました。

以上のように、介護保険前の医療の対応としては、病院、特にその中で一定の介護人員が配置され、療養環境も比較的整備された「療養型病床」、及び建前は病院の退院患者の受け皿として「老人保健施設」がありました。一方、在宅においては医師の往診を誘導するための診療報酬の改定が行われましたが、大きな効果はありませんでした。また訪問看護は1992年に診療報酬に収載されましたが、その主たる目的は寝たきり老人のケアであり、欧米のように退院直後の患者のケアではありませんでした。

２　介護保険制度の仕組み

⑴　制度創設後の変化

福祉における措置による硬直的なサービスの提供と税に依存した財源、医療における社会的入院の増加が、介護保険創設の原動力となりました。介護保険が創設されたことにより、第一に福祉と医療にあったサービスの一部が、表４－１に提示したように、介護保険における「施設」「居宅」のサービスとして、それぞれ移管されました。

第二に、サービスを受けるまでの流れも、福祉における措置、医療における医師の判断から、介護を必要としている程度の評価を受け、そのレベルによって介護保険から給付される「支給限度額」を決めた後は、本人・家族の意向で自由にサービス事業所を選べるように大きく変わりました。このプロセスについては次項で詳しく説明します。

第三に、サービスの提供は介護保険によって指定された事業所に限られ、サービスの料金や支払の要件は「介護報酬」によって規定されました。事業所として指定を受けるためには、例えば訪問介護事業所なら、雇用されるヘルパー全員が介護職員初任者研修を修了し、少なくても１人以上の常勤者をサービス提供の責任者として配置することが要件です。このよう

表4-1　介護保険創設に伴う移管

福祉より移管	医療より移管
・「施設」	・「施設」
－特別養護老人ホーム（介護福祉施設）	－療養型病床群の一部（介護療養型医療施設）
	－老人保健施設（介護老人保健施設）
・「居宅」	・「居宅」
－ショートステイ（短期入所）	－ショートステイ（短期入所）
－デイサービス（通所介護）	－デイ・ケア（通所リハビリテーション）
－ホームヘルプ（訪問介護）	－訪問看護・訪問リハビリテーション
－車いす等福祉機器の貸与	
－手すり設置等の住宅改造	

（注）括弧内は移管後の介護保険における呼称

に指定事業所に限定することによってサービスの質と給付の公正性を担保しましたが、ボランティアや隣人・家族によるインフォーマルなサービスは、給付の対象外となりました。

「介護報酬」は「診療報酬」とほぼ同じ構造であり、それによって介護保険でカバーされるサービスは全国同じになり、各事業所は介護報酬の「単位」（診療報酬の点数に相当）と各々に規定された要件に基づいて請求します。改定のプロセスもほぼ同じであり、第一段階で大枠を決めた後、第二段階で個々の改定を、給付費実態調査で明らかにされたそれぞれの回数によって調整し、社会保障審議会介護給付費部会の答申を受けて行います。診療報酬と異なる点は、改定が3年おきに実施されること、及び介護報酬の単位を円に換算するレートは1単位10円が基本ですが、地域により異なることです。ちなみに最も高い東京都23区の訪問介護の1単位は11・26円です。

第四に、介護サービスの提供者も大きく変わりました。介護保険創設前は、福祉においては市町村か準公的な社会福祉法人等、医療においては医療法人等にそれぞれ限られていました。しかし、創設後は「居宅」のサービスは株式会社やNPOなども、指定事業所の要件を満足すれば自由に参入できるようになり、市町村として指定を拒むことはできません。しかし、「施設」の開設は各市町村の介護保険事業計画によって規制され、開設者も介護保険創設前と同じ経営形態の法人に限られ、株式会社等は開設できません。

こうした介護サービスを取り巻く環境の変化を受けて、「居宅」と「施設」の費用全体における構成比は、図4－1に示すとおり「居宅」と「施設」の割合が逆転しました。しかし、厚生労働省基準の「居宅」の中には、6・6倍に増えたグループホームや8・1倍に増えた有料老人ホーム等が含まれており、一般的な居宅、施設の区分に従えば、施設の占める割合は依然として半分以上の51・2％です。なお、「施設」が「居宅」ほど増加しなかった理由は、後述するように「施設」の開設が規制されていたことにあります。

第五に、財源として医療保険とは別立ての「介護保険料」が、40歳以上の国民から新たに徴収されるようになりました。保険者は各市町村で、保険料は65歳以上については所得水準によって標準的には6段階（2015年度より9段階）が設定され、ほとんどは年金より天

図4-1　介護費の伸びと施設、居宅の構成比

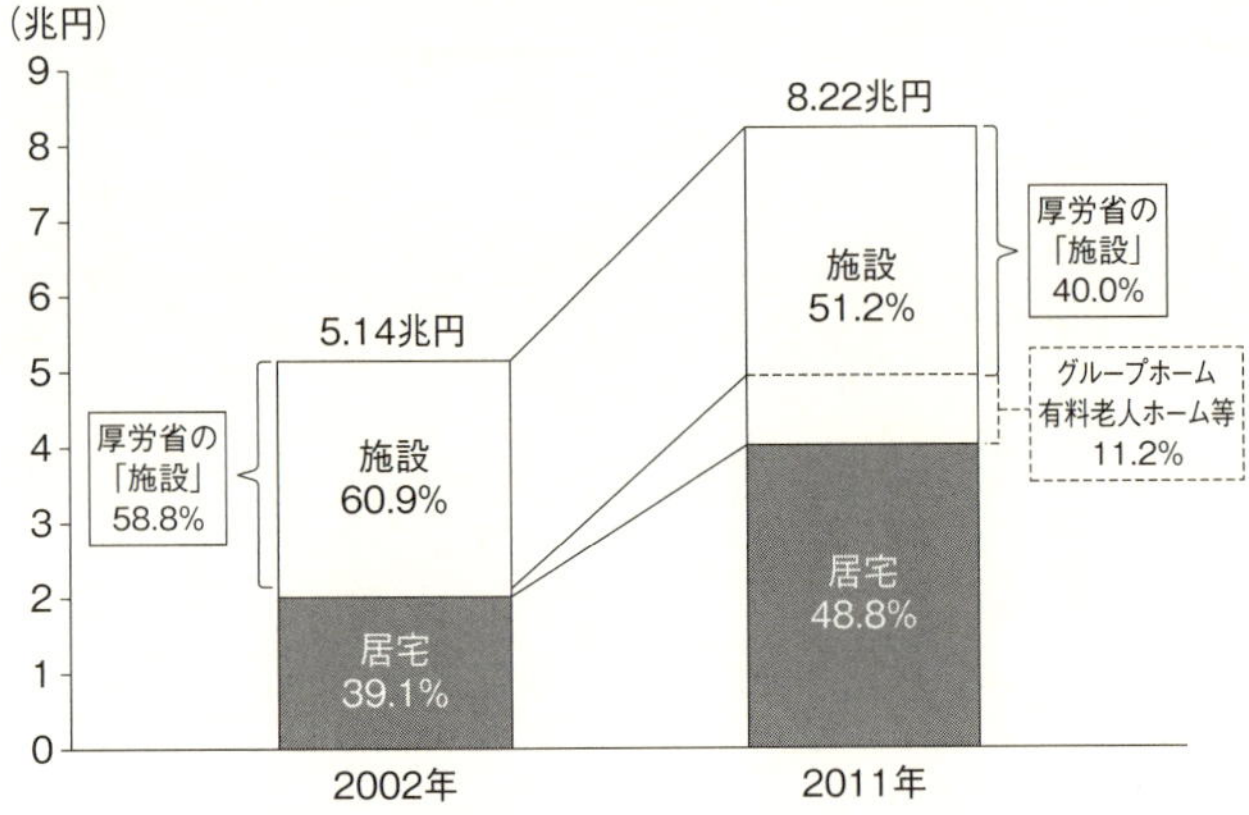

引きされます。平均は月額5千円程度ですが、当該市町村におけるサービスの利用等を反映して最大2倍以上（2800円〜6680円）異なります（2014年度）。

一方、40〜65歳未満については医療保険の保険者が、医療保険料といっしょに人頭割で徴収しています。そのため加入者の所得水準が低い保険者においては、所得に占める介護保険料の割合は高くなっていますが、平均すれば保険料率は1・5%程度です。ただし、40〜65歳未満の国民は保険料を払いますが、介護を必要とする理由が加齢に起因する脳卒中や認知症などの「特定疾病」である場合（総額の3%程度）に限って給付を受けられます。

最後に、サービスの給付、保険料の負担、税の投入の関係が明確になりました。保険料と税

による負担割合を半分ずつにし、保険料については、総額の約２割を当該市町村に居住する65歳以上の住民から、約３割を40～65歳未満の者からそれぞれ徴収します。前者の保険料は、各市町村が給付予測に基づいて３年ごとに改定され、それによって当該市町村における介護保険財源の全体規模が決まります。というのは、後者の保険料は全国レベルでプールされた後、単に両者の人口比率に基づいて各市町村に配分されるからです。

税については、国が25％（「施設」等は20％）、都道府県が12・５％（「施設」等は17・５％）、市町村が12・５％、それぞれ負担しますが、それも65歳以上の住民の保険料に連動して金額が決まります。確かに国の負担する25％のうちの５％は調整交付金として０～12・５％の間で変動しますが、それは給付水準によってではなく、当該市町村の年齢構成と所得水準によってです。つまり、高齢者の所得水準が低く、75歳以上の後期高齢者の割合が高い市町村では交付金が多く、反対に所得水準が高く、65～75歳未満の前期高齢者の割合が高い市町村では少なくすることによって、需要側の要因を調整しています。

(2) 介護サービスを受けるまでの流れ

介護サービスを受けるには、図４－２に示すとおり、まず市町村の窓口に申し込んで、介護保険でカバーされる上限額である「支給限度額」を決めるための「要介護状態区分」（食

図4-2　介護サービスが提供されるまでの流れ

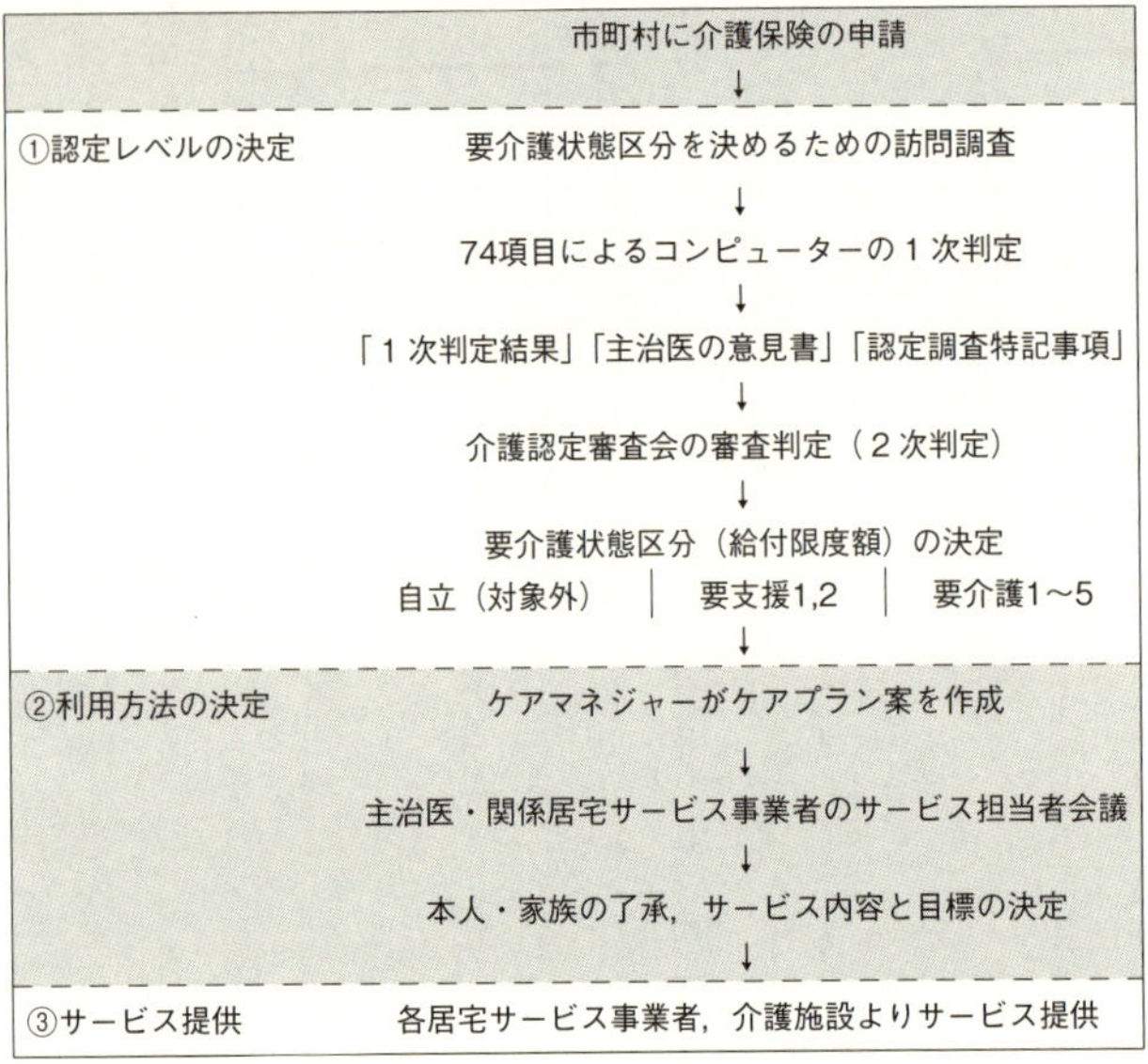

事や排泄などの面で介護を要する程度）の判定を受けます。市町村に申し込むという点では措置に似ていますが、措置と違って本人の所得も家族の介護能力も全く関係せず、介護を受けている程度だけで評価されます。

「支給限度額」には7段階があり、介護を要する要介護1〜5と、介護は要しないが支援を要する要支援1と2があり、各段階に対応して「居宅」では最低は5万円から最高は36万円に設定されます。これらの金額は、介護保険が創設される前に、有識者が各レベルにおいて必要なサービスの種類と回数を規定し（例えば、要介護2なら週に訪問介護が5回、通所介護が2回の利用が適当）、各々の予定単価をそれぞれ乗じて決めました。介護保険施行後、2006年に「要介護状態区分」の段階が一つ増えたことを受けて改定されましたが、「支給限度額」の金額は変わっていません（ただし、2014年度の改定で消費税増税分を反映）。一方、「施設」では、全額使うので実態は「支給限度額」ではなく、各要介護度に対応する包括払いの報酬額で、その料金は制度移管前の医療施設は診療報酬、福祉施設は措置費にそれぞれ準拠して設定され、その後、それぞれの経営実態に基づいて改定されています。

「要介護状態区分」を決めるために、各市町村の訪問調査員が本人の状態を評価するために訪問します。評価は、食事やズボンの着脱などができる程度を、3～4段階で回答する合計74項目の調査票によって行われます。調査結果はコンピューターに入力され、国の開発したソフトによって、対象者は給付対象外の「自立」か、7段階のいずれかに分類されます。この結果が、「要介護状態区分」の1次判定です。

「要介護状態区分」の1次判定の適切性は、「介護認定審査会」で審査され、最終的な判定である2次判定が行われます。審査する際は、医師が記載する「主治医の意見書」（認知症の程度、および医師による医学的管理の必要度等）及び訪問調査員が記載する「認定調査特記事項」（問題行動や排泄後等における特別な介護等）が考慮されます。

これらの文書は、特に認知症の有無によって要支援2と要介護1を分ける際に活用されています。というのは、認知症では食事の介護などよりも、見守りが中心であり、見守りへの対応は74項目の調査票では十分に評価されないからです。しかし、1次判定の結果を変更する際にも、国の策定したマニュアルを順守する必要があります。審査委員会の委員は地域医師会や社会福祉協議会等から推薦された保健・医療・福祉の学識経験者が任命されています。

以上のように「要介護状態区分」認定までのプロセスは、国が規定した統一的な基準に従って実施され、どこの市町村に居住していても、また居宅で評価しても、施設で評価しても、同じ状態ならば、同じ段階に分類されるはずです。なお、要支援は最長1年おき、要介護は同2年おきに再判定されます（悪化した場合には随時）。

「要介護状態区分」が決まりますと、次に介護支援専門員（ケアマネジャー）が本人・家族の意向を受けて、ケアの目標とサービスの内容を記したサービス計画（ケアプラン）を作成します。例えば「居宅」なら、月曜の午前9時にはホームヘルパー、火曜の午後3時には看護師などのように決め、各サービスの回数に、「介護報酬」の「単位」を乗じて暦月当たりの金額を計算します。そして、その金額が「支給限度額」以内であれば、本人が1割だけを負担し、限度額を超えた分は全額を負担することになります。

ケアマネジャーの役割は、居宅と施設で異なります。居宅では居宅介護支援事業所に配置されていて、各事業所より提供されるサービスを調整し、支給限度額と本人の自己負担する用意のある金額に合わせてケアプランを作成します。その際、本人負担が支給限度額を超えることはほとんどなく、実際に利用されている金額の平均は支給限度額の半分程度です。一方、施設では施設の職員として、施設におけるサービスの調整に留まり、自己負担する金額は要介護度と施設の居住費によって決まります。

最後に、ケアプランに従ってサービスが提供されます。居宅のケアマネジャーは、実際に提供されたサービスがケアプランに沿っていたかどうかを暦月単位に管理（これを「給付管理」といいます）し、各サービス事業所の提供したサービスと請求額を確認します。そして居宅であっても施設であっても、ケアマネジャーは利用者の状態の変化をモニタリングして、必要に応じてケアプランを改めます。

3　介護保険の課題

(1) 財政規律への対応

最大の課題は財政的な制度の持続可能性です。実は、介護保険創設時においては、財政規律に対してあまり大きな関心は払われていませんでした。厚生省としては、まず介護サービスが十分行き渡ることに腐心していました。介護保険料という形で新たな負担を求める以上、給付を保証する必要があり、そのためにも株式会社やNPOの新規の参入を認めました。次の懸案は、今まで福祉でサービスを受けていた人々が、新しい制度下で受けられなくなるような事態を避けることでした。当時は「要介護度」の判定次第では、終の棲家としていた特別養護老人ホームから追い出されるかもしれないことが、マスコミで取り上げられていました。

そこで、福祉からサービスを受けていた者が介護保険に移管後適用外にならないために、「要介護状態区分」には、「要介護状態にならないための予防的なサービスを提供する」という名目で「要支援」という軽度者に対応する区分が設けられ、また各区分の「支給限度額」も比較的潤沢に設定しました。軽度であっても認定されていることは、「自立」(非該当)と最終的に判定されたのは2009年に1・4%程度に過ぎなかったことからも推測できます。

このようにサービスを整備することと、新制度によって不利益を被る人々を出さないことが中心課題であり、財政規律は二の次でした。むしろ介護保険導入後のサービスが整備され、国民も介護サービスを受け入れるようになるにつれて、介護費が増えることが目標でした。ちなみに1998年1月13日に開かれた全国介護保険担当者会議の資料において、2000年度の総額4・2兆円が、2005年度には5・5兆円に増加するという推計額が提示され、これに基づいて国会で答弁もされました。

一方、大蔵省としては、国民から新たに介護保険料を徴収でき、その分、一般財源からの歳出を減らすことができるので歓迎しました。その背景には、細川護熙首相の「国民福祉税」構想による消費税の大幅引き上げの頓挫がありました。また、財界は「社会的入院」がなくなることによる医療費の削減で、介護保険は賄えるという厚生省の主張を真に受けたのかもしれません。

こうした状況下で、財政規律に最も腐心してきたのは市町村です。というのは、介護費が増えれば、当該市町村に居住する65歳以上の高齢者の保険料が上がるからです。ところが、市町村にできることは、介護保険前の「措置」の時代と比べて限られています。国の決めた「要介護状態区分」の認定基準と「支給限度額」に従って、サービスを給付しなければいけないからです。こうした制約下で市町村ができるのは、住民が要介護状態にならないための予防施策の実施、管内の事業所に対する指導監査の強化、及び施設の開設を認めないことです。

さて、介護費は図４－３に示しますように２０００年から２０１２年までの間に２・３倍に増加しました（３・７兆円から８・８兆円）。この増加率は、この間における医療費の増加が３割以下に留まっていたことと比べて格段に大きいです。確かに、２００６年には第３

図4-3　介護費、医療費、75歳以上人口の伸び

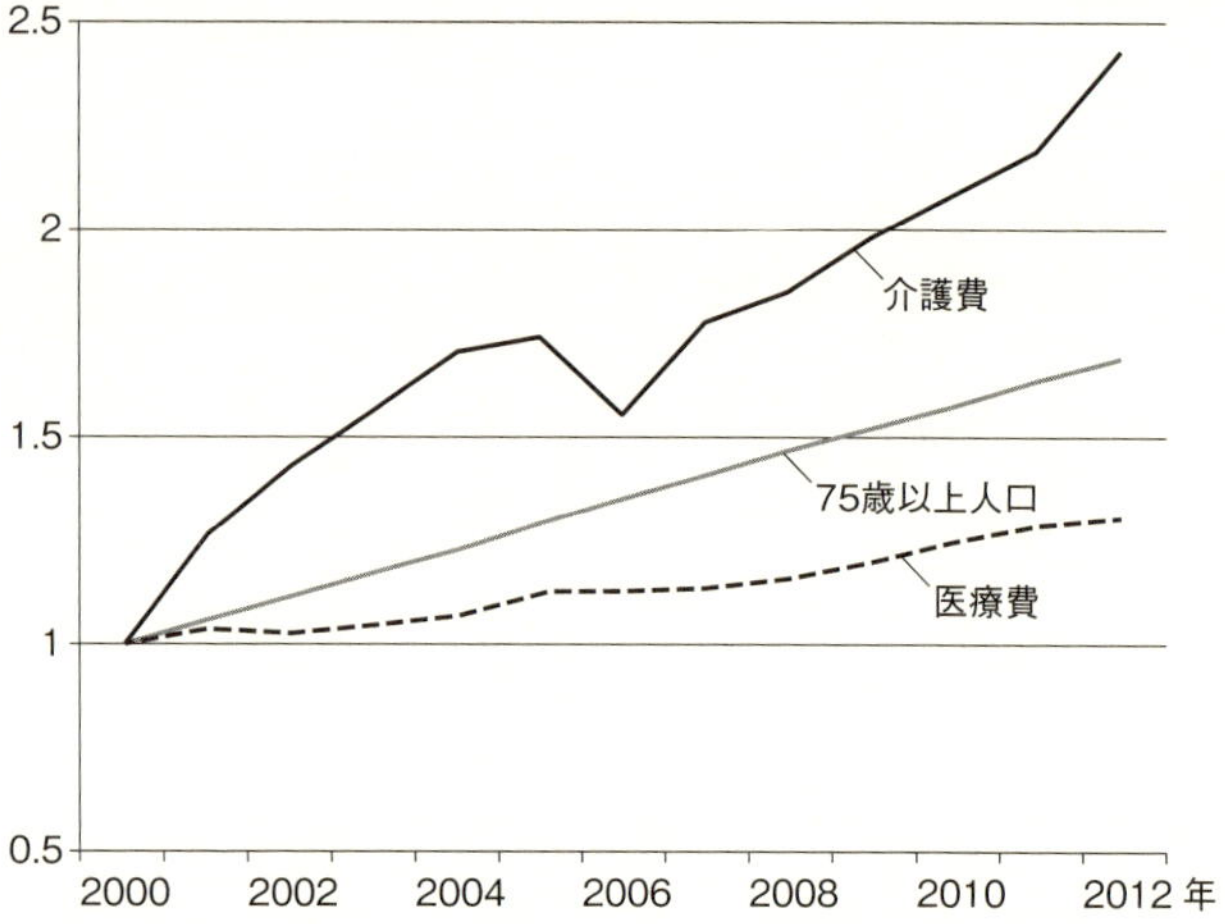

出典：介護費は厚生労働省「介護保険事業状況報告　年報」、医療費は厚生労働省「平成24年度 医療費の動向」、75歳以上人口は総務省「推計人口　年報」

節で解説するように介護療養型医療施設の減少等の理由で一時的に減りましたが、その後は75歳以上の高齢者の増加を反映して増加しています。

医療費と比べて介護費の増加率が大きかった理由は、第一に特に導入時におけるサービスの整備による費用が大きく伸びたこと、第二に介護費の8割は75歳以上が使っているので、高齢化の影響は介護費の方が大きいこと、第三に介護職員の不足に対応するため報酬を上げたことなどが考えられます。こうした構造要因は今後とも存続しますので、給付費の将来推計で

は、介護費は２０１１年の７・９兆円から２０２５年には２・５倍の19・７兆円になり、この増加率は医療費が34兆円より53兆円の１・６倍よりも大きいです。

しかしながら、介護費の増加を抑制する抜本策はありません。まず、認定者の４分の１（２０１１年）を占める軽度者層の「要支援」に対する支給限度額の引き下げ、あるいは給付対象から外すという方法があります。しかし、介護費全体に占める要支援の割合はわずか５％に過ぎませんので、たとえ外しても削減効果は小さいです。次に、「要介護」に対する支給限度額を下げることも考えられますが、その４分の３（２０１２年５月）を占める「居宅」では平均して限度額の半分程度しか使っていませんので、下げても大多数には影響なく、給付費も大きくは減りません。最後に医療職の賃金を下げるのは難しいことを第３章で述べましたが、介護職はもともと低いので、むしろ上げることが課題となっています。

(2) 介護費を抑制する方法

第２章で解説したように、医療保険では診療報酬によってフローを制御することによって医療費を抑制してきましたが、医療計画によるストックの制御は十分な効果を発揮していません。これに反して介護保険では、介護報酬によるフローの制御はあまり効果を発揮していませんが、介護保険事業計画によるストックの制御は相対的に成功しています。その理由は

コラム ドイツにおける介護保険

日本における介護保険の制度設計はドイツと対照的で、ドイツでは介護保険の料率をまず決め、それに応じて給付額を決めました。介護のレベルも各保険者の医師・看護師により構成されるチームが、概括的な基準に従って決めています。その結果、表4-2に示すように、日本と比べて高齢者で認定される割合も給付額も低くなっています。保険料率は10年以上1.7%に据え置かれ、2008年にようやく1.95%になりました。

その背景には日独の以下の相違があります。第一に、ドイツでは介護保険から給付する主な目的は家族の支援で、本人の自立支援ではありません。第二に、家族を支援するために、サービスによる現物給付と現金給付の両方が用意されており、施設を含めても受給者の約半分は現金を選んでいます。現金給付があったため、制度施行と同時に該当しそうな者全員が認定を受けたので、その後大きく増加しませんでした。第三に、全ての年齢に適用されていますが、65歳以上が8割を構成しています。最後に医療保険と同様に、利用者の自己負担はありません。

ドイツでは子供が親を扶養する義務についても規定しています。規定は、介護保険では生活経費・自身の子供（26歳以下）の養育費などを控除後、単身者で1,440ユーロ、子供はいないが配偶者がいる場合は2,450ユーロ以上の収入があれば経済的に支援の義務があります。一方、生活保護の規定では、同様に控除後の年収が10万ユーロ以上であれば、支援の義務があります。

実際に適用されるのは後者がほとんどで、それは親がナーシングホームに入所し、毎月3千から5千ユーロ自己負担しているうちに資産がなくなるからです。しかし、その際も子供の資産等は評価の対象ではなく、控除も幅広く適用されますので、実際に子供が払う例はまれです。ただ、親との接触が長年なかった子供に対して、ナーシングホームから総額9千ユーロの入所料を死後請求されたケースがマスコミで報道されています。

表４－２　日本とドイツの介護保険の相違

	日本	ドイツ
目的	自立の支援	家族介護の支援
制度の設計	サービスの拡充で拡大に対応して保険料の引き上げ	保険料率を固定し、その範囲で給付
対象者	40～65歳未満の特定疾病も対象だが、65歳以上が97％	全年齢だが65歳以上が全体の79％
65以上における認定者の割合	17％	11％
給付月額、居宅サービス 同、　居宅現金	50,030～360,650円 －	63,158～211,579円* 32,632～97,895円
給付月額、特別養護老人ホーム、ナーシングホーム	179,800～267,530円	142,105～211,579円

日本：給付月額は自己負担１割を含み、地域加算のない場合
ドイツ：自己負担はない、1ユーロを140円で換算、＊特に重い場合は255,000円

出典：J.C. Campbell, N. Ikegami, and M.J. Gibson (2010) Health Affairs 29(1): 87-95；日本の給付月額だけ2014年度に更新

以下のとおりです。

第一に、介護保険ではグループホーム等含めた施設全体が介護費に占める割合は５割であり、これらの施設では給付限度額の全額が使われます。これは居宅における半分程度と比べて格段に高いので、施設の開設は大きな影響を与えます。これに対して、医療においても病院の病床数は確かに規制されていますが、提供する医療の密度を高めることによって医療収益を増やすことができるので、介護施設ほど費用の抑制効果はありません。

第二に、介護保険で支払われるお金のほとんどは人件費と建物の減価償却費であり、材料費や設備費の占める割

合は少ないです。医療保険の場合は、市場競争によって薬のコストを下げることができましたが、介護保険の材料代はオムツ代くらいです。なお、車いすや電動ベッドといった福祉用具にはメーカーごとに異なる価格が介護報酬についていますので、市場競争は働いていません。

第三に、診療報酬では医師の裁量権を利用して、経済的な誘引によって医療サービスの中身を政策誘導できますが、介護保険では事業所や介護職員の裁量権は乏しいので、政策誘導が難しいです。そのうえ、仮に事業所が誘導された通りサービスを改め、報酬を増やそうとすれば、利用者から負担額が増えた、という文句がでる可能性があります。

最後に費用の増加における高齢化の影響は、介護保険の方が、医療保険よりも格段に高いので、介護報酬改定の影響は、75歳以上人口の増加に埋没しています。ちなみに２００３年度はマイナス２・３％の改定で、２００９年度はプラス３・０％の改定（前年度に予算措置で実施された介護職員の処遇改善を取り込んだことがプラスとなった主因）でしたが、介護費のトレンドには顕著な影響を与えていません。

以上の点において介護保険は医療保険と相違しますので、介護報酬の改定によって介護費を抑制する効果も、政策目的に沿って介護サービスの提供を誘導する効果も乏しいです。しかしながら、厚生労働省は診療報酬と同じように細かい改定を介護報酬においても行ってきた結果、本来は単純であるはずの介護報酬が、診療報酬と同様に複雑になっています。そのため事業所にとって請求業務は煩雑であり、利用者にとっても使い勝手が悪くなっています。例えば食事を作るのは利用者本人分だけに限られ、他の家族の分を合わせて作ることを禁止しています。2人分作る手間も、1人分作るのと大差はなく、高齢者だけの世帯であれば、いっしょに作ってもらえば助かります。また、ホームヘルパーは医療機関の受診に付き添うことはできますが、美容院に付き添うことは禁止されています。

確かに要件を撤廃すれば、利用者にモラル・ハザードが発生し、事業所はサービスを誘導する危惧がありますが、本来、介護サービスを受けることは権利として認められています。そして、介護保険の目的である「自立の支援」を達成するうえでも、美容院に行くことによるQOL向上の効果は、通院と同程度かもしれません。

(3)「施設」の不足

介護保険で居宅サービスが整備されますと、「施設」に対する需要は減ると予測されていましたが、実際には逆に増えています。その理由として第一に、「施設」に入所する基準が緩いことがあります。要介護1以上であれば、本人が希望すれば、「居宅」でなく、「施設」を選び、入所できる規定となっています。第二に、居宅を選べば介護サービスは家族介護を補完するのに留まるのに対して、施設を選べば１００％代替されることにあります。第三に、特別養護老人ホームへの入所は、福祉の措置時代には低所得者と1人暮らしが優先されていましたが、介護保険施行後は、こうした制約は撤廃されたことにあります。

以上の理由により、とりわけ特別養護老人ホームでは、入所待ちが数年に及んでおり、待機者52万人にもなって入居者を上回っています。特別養護老人ホームの人気が高いのは、介護老人保健施設や介護療養型医療施設と比べて、医師・看護職員の配置は少ないが、療養環境が最も優れ、本人の自己負担額も低いからです。また、他の施設のタイプと比べて、特別養護老人ホームは終の棲家として位置づけが明確であり、入所者にとっても家族にとっても最も安心だからです。

それでは、なぜもっと特別養護老人ホームが開設されないのでしょうか。直接の理由は、特別養護老人ホームの建設費は公費で補助されているので、財源の不足にあります。しかし、それ以外にも保険者である市町村の首長としては、施設を整備すれば保険料が上がりますので消極的になりがちです。というのは、支給限度額は重い要介護度では居宅の方がむしろ高くなっていますが、居宅の場合は支給限度額の平均して半分程度しか使われないのに対して、施設では全額使われるからです。

さらに切実な課題は、整備すれば、当該市町村の施設を目指して入居者が流入し、保険料が上がることです。これは住民感情から受け入れがたいので、国は「居住地特例」という制度を設けました。「住所地特例」とは、施設に入所して住民票が移っても、移る前の市町村が給付費を負担する制度です。

ところで、入所待ちの人々はどう対応しているでしょうか。一つは、居宅で介護サービスを使いながら待つことです。多くの市町村は、入所の順番は先着順ではなく、重い要介護度で家族の負担も重く、介護サービスを多く使っている者を優先して入所させる制度を導入し、福祉の措置時代の基準に回帰しています。

もう一つは、もっとお金を出して、「施設」と同じような療養環境が用意されたグループホームや有料老人ホームを利用することです。両者とも介護保険創設以後、図４－１に示しましたように大幅に増加しました。ところが、増加を受けて新たな規制が設けられ、有料老人ホーム等は特別養護老人ホームと同様に各市町村の介護保険事業計画において総量規制の対象となり、グループホームへの入居は同じ市町村の住民に限られるようになりました。

これらの規制が設けられたことを受けて、次に急増したのが、一戸当たりの面積やバリアフリー等が要件として付いた「高齢者専用賃貸住宅（高専賃）」などの「住宅」です。これらの「住宅」では、各入居者が個別に契約した居宅サービス事業所からサービスを受けます。これ契約先の大部分は同じ建物内の事業所ですので、施設と大差ないように見えますが、「住宅」については家主との賃貸契約、サービスについてはケアプランの範囲にそれぞれ留まっていますので、いずれも「施設」と異なり、包括的な責任はありません。そのため、どこまで認知症の入居者に対応できるかが大きな課題です。

こうした「住宅」の主体は、2011年11月より「高専賃」より「サービス付き高齢者向け住宅」（サ高住）に変わり、サ高住には「状況把握・生活相談サービス」の提供が要件として加わりました。国土交通省から一戸当たり最高100万円の補助が

コラム 認知症

認知症から連想されるのは、暴言・徘徊などの行動面の障害ですが、こうした症状は中期に出現するこがあっても、中心にあるのは記憶の障害（忘れるのではなく、新しいこと、例えば食事をしたことを覚えられない）と、認知機能の障害（料理をする、季節に合った衣服を着るなどの機能）です。脳細胞が次第に侵されますので、最後は動くこともできない状態になります。認知症の方は65歳以上高齢者のおおよそ15%ですが、高齢になるほど割合は高まり、80歳以上では4人に1人という調査結果もあります。

現在開発されている薬によって、進行を少し遅らすことはできますが、残念ながら元の状態に回復することはできません。したがって、早期に発見し、対応する主な目的は、医学的に治療するよりも、認知症の病態を本人と家族が正しく理解し、地域における支援の資源を活用して、適切に対処する方法を学ぶことと、これらを生かした退院後のケア体制を確立することです。

その際、認知症においては、行動面に対応するため24時間の見守りが必要である点に留意すべきです。身体面だけなら、訪問介護など1日の中での短い時間だけのサービスで対処できますが、行動面については同居家族の支援がなければ居宅での対応も難しいです。したがって、認知症に対応するためには、介護保険を改正して、家族に対する支援も給付の対象とする必要があります。

つき、優遇税制や公的融資も用意されたこともあって、その戸数は急増して２０１８年９月には23万戸に達しましたが、２０２０年に60万戸という目標は難しいかもしれません。

問題は、第一に「サービス」の内容が基本的には安否確認と「相談」に留まっていることです。つまり、介護サービスそのものをサ高住が提供しているように思われがちですが、一部のサービスとセットで提供する方式を除けば、あくまでもそれだけです。「相談」で対応する範囲について、入居者と家主の見解が一致していないと、入居者はもちろん困りますが、家主も悪い評判がたって入居者を確保できなくなります。サ高住の賃貸料は、同じ広さのワンルームマンションの２倍ですので、相応の付加価値が求められます。

第二に、サ高住は住居ですので、年単位の契約が基本となります。そのため医療との連携において指摘した病院から急遽退院を迫られる場合や、家族の介護者が病気になった場合などに、迅速に入居してサービスの利用を開始することはできません。確かに介護保険の「施設」を一時的に利用する短期入所などのサービスもありますが、これらは施設の不足で定期的に利用する者によって塞がっています。その結果、やむなく家族等は休暇等によって緊急に介護に当たり、これが長引き失職する場合も生じています（２０１１年10月からの１年間に10万１千人が失職）。

第三に、サ高住は医療保険では「在宅」になりますので、医師は同一の建物においてたくさんの訪問診療を短時間で行うことによって高収入をあげるケースが現れました。この問題に対応するため、2014年度の診療報酬の改定で、同一建物に居住している場合には訪問診療の点数が大幅に下がりました。その結果、サ高住の中には訪問する医師がいなくなって危機に直面しているところもあります。今後とも、介護保険の「居宅」と医療保険の「在宅」の齟齬に対応する必要が高まるでしょう。

第四に、最も本質的な課題は、もし施設の不足が解消されるほどサ高住における「居宅」サービスが整備されれば、家族は同居していないので、給付限度額の利用割合は高くなります。その結果、重度では「居宅」における限度額の方が「施設」よりも多いので、現在の「施設」における介護費よりもむしろ増える可能性があります。つまり、施設から居宅に移れば尊厳は保たれるようになるかもしれませんが、介護費は抑制されません。

(4) 介護保険サービスの対象者

介護保険のサービスは、本人の申請→市町村による認定→指定事業所からサービス提供、という流れに沿って開始されます。各ステップにおける課題を整理すると、まず申請については、40歳未満と40~65歳未満で脳卒中等の特定疾患以外で介護を要する人々、例えば交通事故の後遺症で介護を要する場合は対象外です。これらの人々には障害者等を対象とした支援費（自立支援給付）の制度があります。

第一の問題は、支援費を受けている人々が65歳になった時の対応です。制度的には介護保険が優先されますので、その時点で支援費から介護保険に変わることになります。しかし、支援費と介護保険からの給付には重複する部分もあり、併給できるかどうかは各市町村の裁量に任されている面もあります。障害の程度ではなく、原因によって給付が異なるようであれば、公平性から問題です。

第二の問題は、そもそも40～65歳未満の人々は保険料を払っているのに、介護を要する原因が特定疾病でない場合には給付を受けられないことです。実は、40～65歳未満から保険料を徴収する制度としたのは、同世代になれば親が介護を要するようになるので、保険料を払うことに対する抵抗は少ない、という国会で介護保険法を通過させるためにとられた土壇場での政治決着にあります。しかし、介護保険法の目的は本人の「自立を支援」することにあり、家族の負担を軽減することについては一行も触れていないので、この決着には問題があります。

第三の問題は、認定基準を満たしていながら申請をしない人々です。この中には支援を受けられないまま孤独死する危険性のある人や、自宅が「ゴミ屋敷」になって近所に火災などの危険性がある場合もあります。役所としてどこまで介入する責任があるかが課題です。なお、後者に対しては、法的強制力のある措置は、自傷他傷の危険性がある、という理由による精神保健法の強制入院に限られます。

この背後にはより大きな問題があり、それは認定のプロセスそのものです。まず、認定要件を満たしている高齢者が、地域にどの程度存在するかが把握されていません。国としては、申請をしない高齢者は認定要件を満たしていない自立高齢者である、という前提の下で、全く別な「介護予防事業」によって対応することになっています。そして、「介護予防対象者」にならなかった高齢者は、健康教室などの「一次予防事業」の対象としています。

「介護予防事業」の対象者は、介護保険の認定を受けていない高齢者に対して、25項目の「基本チェックリスト」の回答により把握されます。対象者に選定されれば、例えば週1回、3カ月間にわたる運動プログラムなどの介護予防サービスが用意されています。問題は二つあり、第一は予防サービスを用意しても、必要を感じないなどの理由で、利用に結びつかないことです。第二は、「基本チェックリスト」による「介護予防対象者」の選定と、「要介護状態区分」の認定は全く別なプロセスで行われていることです。そのため、「介護予防対象者」にならなくても、認定を求めれば、適格と判定される可能性があり、筆者らが都内で検証したところ、こうしたオーバーラップを確認できました。

市町村として、介護保険サービスと介護予防事業の二つの制度を所管しているということは、費用を抑制するため、住民から相談があった場合には、「基本チェックリスト」の回答を求めて、より安価な介護予防事業に誘導できること意味します。これは介護保険サービスを受ける権利のある住民にとって不利益な対応です。なお、役所の窓口で「基本チェックリスト」で対応するか、「要介護認定」で対応するかの振り分けの基準は明示されていません。

次に、「要介護状態区分」に認定されながら、サービスを受けていない高齢者が、認定者全体の5分の1、「施設」サービスの利用を除けば3分の1も占めています。この中には現在、病院に患者として入院中の者もいるでしょうが、多くは将来サービスが必要になった時にすぐに受けられるように認定だけ受けた者であると考えられます。このような人々に対して、急に必要になった時には暫定ケアプランでサービスが受けられることをもっと周知すれば、認定審査や更新に要するコストを省くことができます。

(5) 介護職員の確保

介護職員の確保は大きな課題です。2000年の54・4万人から2005年には112・5万人と倍増し、その後、2010年には133・4万人と増え続けています。2025年にはさらに1・5倍以上（約100万人）の介護職員が必要と推計されています。しかし、慢性的に不足し、有効求人倍率が全体で0・76倍（2012年3月）の時でも、介護分野では1・61倍で、常に募集が求人を上回っています。その理由は、給与等の条件が悪く、特に30歳以降において他の産業と比べて格差があります。

これに対して、国は二つの対応を行っています。第一は介護報酬を引き上げて介護職員の処遇を改善することです。しかし、介護報酬を上げれば国民の介護費負担は増えます。しかも介護報酬を少々引き上げても、他の分野との給与水準の格差は依然として大きく、また勤続年数によってそのまま昇給するような年功給の体系は適切ではありません。ちなみに介護保険創設前の措置時代には、東京都などでは社会福祉法人が介護職員に対して公務員給与体系を適用すれば、その差額を保証していたため、退職前の寮母の方が、施設長よりも高給でした。

第二は、介護職の資格要件を、医療職に匹敵するレベルまで高めて処遇を改善することによって参入・定着を促進することです。介護職者は「介護福祉士」の国家資格を取得することが推進されており、取得するための二つの課程を2015年度よりそれぞれ厳しくなりました。現在は3年以上の実務経験があれば国家試験を受験でき、合格すれば資格を取得できますが、2015年度以後は合格後に450時間のフォーマルな学習課程（実務者研修）の修了が義務付けられます。一方、新規参入者は同コースの専門学校、短大、大学を卒業すれば取得できますが、2015年度以後は国家試験に合格することが求められます。

しかし、介護における専門技能が社会的に認知されるのは難しく、施設で働く職員には資格等は必須となっていません。また、通所（デイサービス等）においても、同サービスは「施設」において開始されたこともあって、同様に必須になっていません。実は、現場の介護職員のうち介護福祉士の資格を有しているのは３分の１程度に留まっており、この割合は必ずしも増えていません。逆に介護福祉士の資格保持者のうち、実際に介護現場に従事しているのは４割程度に留まっています。

さらに介護職員の要件を厳しくすると、仮に長期的には処遇が改善されて不足を解消できたとしても、短期的には不足に拍車がかかることになります。ちなみに「介護福祉士」の資格取得要件を２０１５年度より厳しくする措置は、人手不足に拍車がかかり、養成校への入学者の確保が難しくなるという理由で２０２１年度までは合格しなくても資格を与えるという移行措置を認めました。

第三として、経済連携協定（ＥＰＡ）に基づくインドネシア、フィリピン、ベトナムからの外国人看護師・介護福祉士の受入れが開始されました。そして、スムーズな受け入れを支援するため、受け入れ施設での学習支援（日本語研修・介護技術研修など費用補助（23・5万円／人）などが計上されています。

しかしながら、ＥＰＡの制度には大きな問題があります。まず、日本人の介護職員には介護福祉士の資格を必須としていないにもかかわらず、外国人に対してのみに求める、という二重基準を設けていることです。しかも国家試験は日本語で受けなければいけないので、2011年度に初めて介護福祉士の試験を受験した95人のうち、合格者は36名（37・9％）に過ぎませんでした。その後、2016年には49・8％になりましたが、看護師は14・5％と低迷しています。次に、EPAは看護・介護分野の労働力不足への対応が目的ではなく、外国人の就労が認められていない分野における経済活動の二国間の連携強化を公的な枠組みで特例的に行うものです。そのため、国内労働市場への影響を考慮して、3カ国からの年間受入れ人数は、2017年度において、全体で看護師候補は85人、介護福祉士候補は752人にすぎません。この規模では、100万人が必要となる日本の介護人材需要に対するインパクトはごく限定的であることが改正入国管理法の背景にあります。

(6) 医療との連携

医療から介護、施設から居宅への流れを太くするためには、医療と介護の連携が不可欠です。ところが、介護保険における「居宅」サービスの大部分は福祉から移管されており、医療とは価値観も行動様式も異なります。一方、医療保険からもサービスは移管されましたが、「施設」が中心であり、移管後に急性期病院から退院する患者の受け皿として十分に機能していません。

医療保険では、急性期病院で治療が終了した後の受け皿として、第3章で解説したように「回復期」や「慢性期」の病床が位置づけられています。これらの病床種と、「急性期」の両方の病棟を持つ民間の中小病院（ケアミックス病院）であれば、病棟を移ることによって対応できます。

しかしながら多くの急性期病院では、入院を継続しても改善する見込みがないゆえ退院するように医師から指示を受けた患者と家族が、急遽在宅で対応しなければいけない事態に直面しています。こ

コラム　特別養護老人ホームにおける看取り

特別養護老人ホーム（以下、特養）の人気が高いのは、費用負担が少ないほか、終の棲家であることによって得られる安心感です。ところが、筆者らが特養で調査した結果、実際に特養で亡くなっている割合は、死亡が理由で退所した利用者の44%に留まり、残りは病院に搬送されてから亡くなっていました。

特養の施設内で亡くなった場合と病院で亡くなった場合を比較しますと、施設で亡くなった方の特性として、死因が肺炎でない、家族が施設で亡くなることの希望、家族における看取りに対する意見の一致、の各割合がそれぞれ高かったです。一方、施設内で亡くなる割合の高かった施設の特性として、施設内で看取る方針、及び医師が在宅療養支援診療所の嘱託医である割合がそれぞれ高かったです。

特養における医療への対応は基本的に居宅と同じ程度ですが、家族に介護負担のない点が居宅と異なります。今後、居宅のサービスを整備し、介護負担を軽減させるだけでなく、本人・家族の看取りに対する意向を明確にすることが一つの目標となりましょう。そのためには、地域における看取りの方針の確立と徹底、及び肺炎など治る可能性がある場合の入院できる体制の必要性も示唆されます。（詳細は、英文誌 Health Policy: 105（2012）303~311）

うした事態に対して、まず医療として対応する必要がありますが、診療報酬において入院を短くし、「在宅」に退院する経済誘導を強化していますので、事態は今後むしろ悪化する可能性があります。受け皿が不十分な状態で退院を強行すれば、在宅における救急車の利用は一層増えるでしょう。

これに対して、国は安心して居宅で過ごせるよう、「地域包括ケアシステム」による医療・介護・生活支援・住居などの総合的なサービス体系を、中学校区ごとに構築する構想を2012年に提示しました。確かに在宅の総合診療医が適切に対応することによって避けられる入院もあり、また退院後の医学的管理に継続性を持たせることはできます。こうした医療面に直接関与するのが訪問看護であり、ケアマネジャーもサービスを調整して、療養環境を整える役割があります。

しかし、訪問看護は十分に対応しきれておらず、医療保険の対象者はがんや難病の患者が中心であり、介護保険では状態が安定した長期療養者の健康管理が中心となっています。そして後者における訪問看護の役割は必ずしも明確でなく、訪問介護の2倍近い単位（料金）になっていることもあって、2001年と2012年を比べると、訪問介護の費用は2・5倍に増えたのに対して、訪問看護は1・6倍に留まっています。一方、ケアマネジャーには次項で解説するような様々な課題があり、現状では連携の中心的存在にはなりにくいです。

(7) ケアマネジャーの役割

ケアマネジャーは、図４－２で示しましたように、「要介護状態区分」の決定後、利用者のニーズを把握してケアの目標を立て、ケアプランを作成します。ケアプランは、医師を含めて様々な職種からの意見を集約したうえで作成し、その中には家族による支援を含めて、様々なサービスを調整し、ケアをマネジメントすることになっています。

ところが、実態は必ずしもこのように動いていません。まず、介護保険の施行時に、質はともかくとして、制度として機能するため、大勢のケアマネジャーを促成する必要がありました。それに対応するために、特別な養成校を卒業しなくても、保健・医療・福祉の分野で原則合計5年以上の実務経験があり、かつ、当該業務に実際に従事した日数が９００日以上であればケアマネジャーの試験を受験でき、試験に合格して44時間の実務研修を受ければ資格取得できる制度になっています。

試験の合格者は２０１４年には延べ59・６万人に達し、量的には確保されましたが、質的には問題です。これに対して、ケアマネジャーの全国組織は、介護福祉士における資格制度の整備と同様に、より上級の資格を設けることによって質の確保を目指していますが、その前に、ケアマネジャーが現在担っている業務を見直す必要があります。

実はケアマネジャーの業務の大半は、ケアプランの作成ではなく、ケアプランに沿ってサービスが提供されたかどうかを確認する「給付管理」です。ヘルパーが規定の曜日と時間に居宅を訪問しているかどうか、利用者の毎月1割の自己負担額が、予め決めた金額と一致するかどうか（月によって曜日が異なりますので金額を調整する必要）を管理しなければいけません。こうした業務には特別な専門技能は必要なく、事務職が対応できます。

もう一つのケアマネジメント業務である各事業所のサービス調整も専門性を必ずしも要していません。特に軽度者であれば、ほとんどは訪問介護か通所介護のいずれかしか利用していないので、そもそも調整する必要もありません。また、福祉用具のレンタルなどは最初に斡旋するだけで対応できます。確かに重度になれば、複数のサービスを必要とする可能性は高まりますが、その場合もスケジュールの調整が中心となっています。

一方、ケアプランを作成する際、ケアマネジャーが同じ法人の経営するサービス事業所の提供するサービスに誘導することを問題視する報道もありますが、ほとんどのケアマネジャーはサービス事業所と同じ、または関連する法人が経営する居宅介護支援事業所に雇用されています。したがって、中立性を求めることには限界があり、「中立」であるかどうかを検証することも困難です。利用者はサービスに満足していなければ、サービス事業所と併せてケアマネジャーも変えることができますので、想定されるほど問題ではないでしょう。

そもそもケアマネジャーとして、利用者のニーズを把握し、それに合わせて多岐にわたるサービスを調整しなければいけない場面は、退院直後などで医療との連携が必要な時などに限られます。介護保険の創設時には、こうした医療との連携が大きな課題でしたので、それを反映してケアマネジャー試験の合格者に占める看護職の割合は過半数を超えていました。

しかし、その後割合は低下し、2014年には8・6%になり、看護職が実際にケアマネジャー業務を担っている割合はそれ以下です。その大きな理由は、ケアマネジャーの方が看護職よりも給与が低いことにあります。つまり、医療系以外の介護職者にとってケアマネジャーになることはキャリアアップを意味しますが、看護職にとってはむしろ逆です。こうした現状では、ケアマネジャーが医療と介護の連携の中心的な存在になることは難しいでしょう。

4　改革に向けて

(1) 2005～06年の改革

図4－3で示した2005～06年の介護費の減少は、二つの政策的対応によって実現しました。

一つは、「介護療養型医療施設」の2005年10月の廃止の発表と、翌年における介護保険法改正による正式決定です。同施設は、介護保険によって規定された三つの「施設」のうちの一つで、2000年当時、病院にあった「療養型病床群」20万床のうち、介護保険に移管された10万床です。病院ですので、医師や看護職員は常時配置され、その分、他の介護保険「施設」よりも、3割程度高い単位となっていました。

当初は2011年度末までに廃止することになっていましたが、「介護療養型医療施設」の反対が強かったため、2011年度に法改正で、廃止の時期を6年間延長することを決めました。国としては、同施設の受け皿として「介護療養型老人保健施設」を新たに設け、従来の介護老人保健施設と比べて医師・看護職の配置を若干高く、介護報酬をその分若干高く設定しました。移行はあまり進んでいませんが、「介護療養型医療施設」の数は医療保険の病床への移管等により漸減しており、漸減による介護費の減少が2006年における介護費の減少に最も貢献し、これから説明する軽度者に対する給付の見直しよりも大きな効果がありました。

もう一つの対応は、2006年度から軽度者に対する「予防給付」の改正です。対象は「要支援1」(改正前の「要支援」)、及び「要支援2」と判定された人々です。「要支援2」は、改正前の「要介護1」のうち、認知症などを除いた大部分の人々です。これまでの軽度者向けの介護サービスは、過剰に支援することにより利用者の自立性を損なっていたという理由で、訪問介護を「予防訪問介護」などに改め、例えば炊事を行う場合には、ヘルパーが全部行うのではなく、利用者といっしょに行うことを義務付けました。

　この規定がどこまで順守されているかを監査するのは難しいです。というのは、自宅という密室で、ヘルパーとして顧客である利用者の要求を断るのは難しいからです。いずれにせよ、国が当初想定したように重度へ移行する人数が減ることによって重度者の費用が抑制されるという構想はシナリオ通りに実現していません。介護費の抑制は、こうした「予防」による効果ではなく、介護報酬において「予防訪問介護」の単位が従来の「訪問介護」より2割程度低く、その分給付限度額も低くなったこと、及び昼間に同居者がいれば「予防訪問介護」を認めないなどの新たな規制にあると考えられます。

　一方、給付費を抑制するため、2005年10月より「居住費」の徴収を「施設」入所者に対して行うようになりました。それまでは病院にならって月額2万円程度の食材料費だけを徴収していましたが、以後は「食費」と「居住費」と合わせて4人部屋の場合は月額5万円に増額され、また最高のユニットケア（1ユニット10人の個室ごとに共同の食堂などがある）の場合は月額10万円程度を、介護保険の1割負担とは別に徴収されるようになりました。

　問題は、第一に居住費が徴収されるようになっても、利用者の月額負担は4人部屋の場合は7万円台で、有料老人ホームやグループホームと比べて低額にとどまっていることにあります。特別養護老人ホームの方が居室環境は確かに劣るかもしれませんが、看護師は少なくとも昼間は常勤しており、医師も定期的に訪問しますので、専門的なケアのレベルはより優れているかもしれません。

第二に、居住費を徴収しても、介護給付費の軽減効果は限られていることです。というのは、低所得であれば居住費は減免され、その分を介護保険から「補足給付」されるからです。特に、特別養護老人ホームでは低所得者の占める割合は6割以上に達すると推測され、これらの入居者の負担額は半分程度です。なお、子供と世帯を分離すれば、こうした軽減措置の対象となりやすいです。

第三に、居住費の徴収額が低い理由の一つは4人部屋が圧倒的に多いからですが、新設される特別養護老人ホームは、国の規定でユニットケアに限られていることです（東京都等ではこの規制を2010年に緩和）。ところが、生活保護を受けている者はユニットケアに入所できない規定を多くの市町村は設けており、これは開設している社会福祉法の低所得者優先の使命に反します。

(2)「国民会議」の報告書とその後の「法案」

「国民会議」の報告書は、介護保険について以下のとおり提言しています。第一は、利用者負担等の見直しで、一定以上の所得がある利用者に対して引き上げることです。その後、「法案」では2015年度の法改正で、65歳以上の所得上位20％に当たる年収280万円以上であれば自己負担割合を2割にする案が提示されました。

第二に、「施設」の入居者に対して居住費等の補足給付を行う場合には、所得のフローだけでなく、資産（ストック）も考慮することです。その後、「法案」では資産として夫婦の場合は預貯金等2千万円以上、一人の場合は1千万円以上とする案が提示されました。

第三に、特別養護老人ホームへの入所を中重度者に限ることが提唱されました。その後、「法案」では対象を要介護3以上にする案が提示されました。

第四に、65歳以上の低所得者の一号保険料を引き下げる措置と、40～65歳未満の被用者保険の二号保険料を人頭割から報酬割に改めることを提示しました。その後、「法案」では一号保険料を、所得階層を原則6段階から9段階に改める案が提示されました。

以上の改革案の課題として、第一に年収280万円以上の加入者の自己負担割合を2割に上げても、保険給付費の削減効果は他と併せても約1400億円に過ぎません。遺族年金などを収入として評価すれば、さらに削減効果も対象者も増えることになりますが、年金所得の扱いは政治的に微妙な問題であり、解決するのは困難でしょう。

第二の「施設」入所者のストックを預貯金だけで評価すれば、調査の対象となる金融機関以外への資産へのシフトがおきて実効性は乏しいので、評価の対象を不動産等にまで広げることを検討する必要があります。しかし、そうなると本人が死亡した時の配偶者の居場所がなくなる可能性があります。ちなみにアメリカでも、利用料によって貧困化してメディケイドの対象になっても、50万ドルまでの自宅は対象外ですので、住居は実質的にほとんど評価の対象になっていません。

第三の入居者を要介護3以上に限定する措置も、特別養護老人ホームで要介護2以下の入所者は11・8%に過ぎません。建前では要介護1以上であれば入居できますが、実際には市町村や施設による入所待機者の調整によって、要介護1と2で入所するような人はあまりいません。

最後の一号保険料を9段階に増やすことについては、公平性の観点からは適切な対応です。しかし、このように段階を増やすよりも、収入に対して定率で賦課した方が合理的であり、応能性も高まります。そもそも保険料を収入の段階ごとに設定する方式は、パソコンがなかった時代に考案された簡便な方法でしたが、今は定率で計算した方がむしろ簡単です。また被用者保険における二号保険料を報酬割にすることにも賛成ですが、第3章で解説したように、医療保険においても人頭割部分をなくし、報酬割だけにする改革案が提示されていますので、二つの改革を同時に実施しようとすると抵抗は大きいでしょう。

その後、厚生労働省は要支援の利用者に対して、サービス全体の6割を占める訪問介護と通所介護を、2015年より順次、「新しい総合事業」に移管し、移行の翌年度より総費用額の伸び率を高齢者数の伸び率以下に抑制する構想を発表しました。

「新しい総合事業」では、サービスの提供を「指定介護事業者」に限定せず、報酬も各地域で自由に設定できるので、地域のボランティアなどを活用して人件費を抑えることができます。しかし、前述しましたように、要支援の介護費全体に占める割合は5％に過ぎないので費用の抑制効果は乏しいです。そして同事業を実施するうえで下記の実務的な課題があることに留意する必要があります。

・ボランティアなどに払う料金は地域によりそれぞれ異なるので、こうした料金の相違を「給付限度額」に反映すれば、市町村により「給付限度額」が異なることになる。

・訪問看護や短期入所などは依然として指定事業所に限られ、料金は介護報酬で規定されるので、二つの体系が並存し、サービスの組み合わせ方によって給付限度額も異なる。

・市町村とともに担当する「地域包括支援センター」は、本事業以外にも「地域ケア会議」を新たに担うことになり、すでに「介護予防対象者」の管理、虐待への対応、要介護者のケアプランの指導を行っているので、対応能力を超える可能性が高い。

(3) 改革私案――現状の直視から出発

第3節で提示した介護保険の課題に応える形で、それぞれ私案を提示し、最後に質に対する対応について述べます。

①財政規律の限界

「要介護状態区分」から要支援を除外しても、「居宅」における「給付限度額」を下げても、介護費を抑制する効果は限定的です。こうした状況下で、施設における「給付限度額」を下げるのが介護給付費を抑制するうえで最も効果的ですが、そうなると低所得者が利用できなくなるので、生活保護の支給要件を抜本的に改め、子供の扶養義務も明確にしなければいけません。ところが、生活保護の支給が増えると、費用は全体として同じようにかかりますので、財政的な効果は限られています。そのうえ国は生活保護費の75%を負担していますので、国にとって介護保険で対応するよりも3倍の費用がかかることになります。

今後75歳以上高齢者は増加するので、給付の抑制は構造的に難しく、また介護保険で対応した方が医療保険よりも費用は少ないので、介護費が増えるのは不可避であるという前提で制度を設計しなければいけません。そのためには保険料と税の構成比を現在の半々から、税の割合を増やす必要があります。というのは、65歳以上の一号保険料を定率負担に変え、料率を上げることにも限界があり、また40～65歳未満の被用者保険の二号保険料を報酬割にすることに対しては医療保険の全面報酬割よりも大きな反対に直面するからです。

②介護費を抑制する方法

これまで主に施設の開設規制によって介護費を抑制してきましたが、サ高住は住宅で、その建設は国土交通省が促進しているので困難です。したがって、介護費を抑制する有効な方法は①で述べましたように基本的にありません。介護報酬改定の効果も基本的に乏しいので、むしろ請求要件を簡素化し、利用者の使い勝手をよくした方が、介護保険に対する国民の支持を得るうえでも、事業所の事務費を省くうえでも有効です。

③「施設」の不足

サ高住によって施設の不足に対応するためには、居宅サービスの利用、特に24時間定期巡回・随時対応サービスの利用をより円滑に利用できるようにします。また、病院からの退院、介護者の病気などにより一時的に自宅以外でのケアが必要な方に対して、通常の賃貸とは別枠の短期入居用の戸数を用意し、適正な報酬を設定します。さらに緊急に対応できるために市町村がサ高住の借り上げを行います。

サ高住で居住費を負担できない低所得者に対しては、生活保護を支給する必要があり、支給基準を透明で社会が納得できるように改める必要があります。現状では、生活保護の人口当たりの支給率は都道府県間に10倍の格差があり、この格差は実態としての相違よりも、福祉事務所における対応の相違を反映している可能性があります。低所得者の把握と対応を整備することが、不適切な貧困ビジネスを駆逐するうえでも必要です。

④**介護サービスの対象者**

介護サービスの対象者は、「要介護状態区分」の認定を受けた者です。しかし、「要介護状態区分」を決めるためのコンピューターのプログラムは、特別養護老人ホーム等の入居者を対象に行った調査に基づいて開発されており、必ずしも妥当性はありません。したがって、創設後15年を契機として、障害者の制度やその後開始された「介護予防対象者」の施策と整合性を持つように抜本的に改め、受付・相談窓口を一本化し、いずれの対象とするかのルールを明確にします。また、家族介護者や、認定を申請しない高齢者に対しても地域における支援体制を整備します。

⑤**介護職員の確保**

三つの介護労働市場を想定した方が実情に即しています。第一は居宅における非常勤者を中心とした市場で、食事や起床・就寝時など介護ニーズが集中する時間帯に合わせて人を配置しなければいけないので、常勤者だけで対応することが難しいです。実は訪問介護に従事する者の7割は非常勤者であり、また4割は50歳以上ですので、こうした人々に加えて、新たに高齢者等が参入しやすいような要件に改めます。

訪問介護を行うためには、現状では１３０時間の研修の修了が要件となっていますが（２００８年度以前は50時間）、それを短縮し、内容も現在の講義と実技（教室での練習）から、実務研修（現場での実習）に比重を移します。実務がないのは、研修がすでに実務に従事していた病院の付添婦に対して当初デザインされていたからであり、新規に参入する人々がほとんどとなった現状には対応していません。

第二は施設における常勤者を中心とした市場で、それに対しては介護福祉士の資格制度で対応するよりも、キャリアパスにおける担当業務の拡張や管理職に向けての職階級を設定すること、あるいは夜間コースで准看護師の資格を取得し、さらに看護師を目指すことの方が実践的です。ちなみにデンマークでは社会保健福祉ヘルパーやアシスタントになれば看護師やリハビリテーション職の資格取得に必要な教育年限が一部免除され、またドイツでは老人介護士は看護師と同格に扱われています。

第三は外国人の市場で、諸外国では施設や自宅の住み込みという形で従事しています。確かに日本における若年労働者は減少の一途でありますが、外国人が参入すれば、一方においては介護者による要介護者の虐待、他方においては要介護者や家族による介護者の虐待の危険性がそれぞれ高くなることが懸念されます。そこで、外国人を導入する場合に、その是非とともに、これらの課題にどこまで組織的に対応できるかについての実務的な検討が必要です。

⑥医療との連携

医療との連携が特に重要な病院を入退院する際のプロセスを円滑にするため、介護保険における看護職とケアマネジャーの役割を拡充します。看護職については、訪問看護の処遇を改善し、キャリアパスを整備します。また、病院の看護職に対して訪問看護の役割を理解し、退院に向けてどのような対応を行うべきかの研修を拡充します。看護においても、医師と同様に、急性期病院における看護が王道であるという認識を改める必要があります。

それと同時に医療においても、患者の3人に2人が高齢者である社会を見据えて、医療の中での「急性期」から「回復期」「慢性期」の流れだけではなく、「在宅」に退院するためには介護との連携が必要であることを徹底します。そして診療報酬においても、単に入院期間の短縮と「在宅」への退院だけではなく、介護との連携をさらに促進する報酬を用意します。

⑦ケアマネジャーの役割の見直し

ケアマネジャーのケアマネジメント業務を見直します。「給付管理」を事務職員に任せ、訪問日の変更などの細かいケアプランの変更等への対応は各サービス事業所に一任します。そして、ケアマネジャーの定期訪問を、現在のように毎月ではなく、サービスの開始時、「要介護状態区分」の変更・退院後など本人の状態の著変、あるいは介護者の病気などでサービスの内容を大きく調整しなければいけない時、及び六カ月に一回など定期的に見直す時に限定します。こうした状況では、ケアマネジャーとして濃密、かつ迅速に対応しなければならず、特に退院時には訪問看護師といっしょにケアプランを作る必要があります。

新たに規定されたケアマネジャーの業務に対しては、十分な報酬を用意し、それに対して利用者から１割の自己負担を徴収します。現在は、ケアマネジャーの提供しているサービスに対しては徴収しておらず、また利用料も給付限度額の枠外にあります。そのため、利用者はケアマネジャーに対してサービスの対価性を求めにくく、中には市町村の担当官として認識している者もいます。このようにサービスに対する対価性を確立することが、ケアマネジャーに対する正当な評価につながります。

最後に介護における質の評価について解説します。利用者の関心としては他のサービス産業と同じように接遇面と療養環境などに目が向きます。一方、公的サービスであるため行政による監査も行われますが、その対象は事業所の記録文書や人員配置、施設基準の順守などに限定されています。こうした状況下であるからこそ、筆者は事業者としてケアの専門的側面について、翼下の事業所の業績を評価する必要があると考えます。

その理由は、冒頭で述べましたように介護サービスは基本的に市場における消費者の評価によって選ばれますので、利用者に対して安心・安全なサービスを提供していることの担保となるエビデンスを提示することの重要性にあります。こうした観点から、筆者は各事業所のサービスを比較するＱＩ（Quality Indicator）の研究に取り組み、質の向上に積極的な介護事業所と介護系ソフト企業が参加してＱＩ研究会を発足させました（詳細は http://www.interrai.jp/）。

研究会では、インターライという高齢者ケアの国際的な研究者の組織が、利用者各個人の特性を体系的に把握する手法として開発したデータを用いて各事業所の分野ごとのＱＩを計算し、その妥当性を検証しています。例えば、転倒の分野では、利用者の転倒が他よりも多い事業所において問題があったかどうかを、実際に転倒した利用者のケアプランに戻って検討します。このような実務のデータを用いるので、評価の信頼性は高く、コストも低く抑えることができますので、今後の医療面を含めた介護事業所の質を計る方法として定着するようにインターライ日本は活動しています

エピローグ

執筆を終えて、改革の前には大きな障壁がいくつも立ちはだかっていることを改めて認識しました。第一は法令の障壁です。白地のキャンバスに絵を描くように改革を行うことはできず、これまでの法令を踏まえなければいけません。その結果、改定を重ねるたびに制度は複雑になり、当事者以外には分からなくなります。そのうえ行政による対応の基本には、過去の法令には誤りがなかったという無謬性があります。ちなみに国が過ちを認め、全面的に法律を廃止したのは1996年のらい予防法くらいです。

第二は、法律を変えるのは政治ですが、政治家も関係者の利害の調整に忙殺されますので、全体の青写真に沿って立案することは難しいです。確かに1961年の国民皆保険の達成、1973年の老人医療の無料化、1989年のゴールドプランなどは政治主導で実現されましたが、いずれも既存の制度を踏襲しており、構造改革は行われませんでした。また、政治主導には功罪があり、例えば1998年に高額療養費制度が改定された際、ある政治家の信条に基づいて、今まで全額免除されていた高額医療費部分に対して、給付費の削減効果は微々たるものであるにもかかわらず、1%の自己負担が導入されました。

第三は、マスコミの対応です。医療問題には、政治・経済・社会・科学の各分野の記者が関与し、それぞれの視点から報道します。報道は数分の映像、あるいは200字程度の紙面にまとめる必要がありますので断片的になり、それに対する記者の印象を手短にコメントするのに留まりがちです。より詳細な特集もありますが、テレビの場合はエンターテイメント、新聞などでは記者の思いが前面にあって、必ずしも国民の理解に役立っていません。また、報道には流行があり、たとえば8年前にはあれほど紙面を賑わした「医療崩壊」の見出しはほとんど見られなくなりました。

こうした状況もあって、国民も医療・介護問題にそれほど深い関心を一般には抱いておらず、景気や雇用、環境問題の方が生活に直接影響しますので関心は高いです。しかし、一旦患者あるいは介護サービスの利用者、またはその家族になりますと事態は一変し、最大の関心事になる可能性があります。そうなると、最も頼りになるのは医師などのサービス提供者ですが、必ずしも制度や利用できる資源の詳細を熟知しているわけではなく、「生活者」としての利害も絡みます。

さて、医療問題を理解するには、国民から保険者・政府への保険料と税の流れ、及び保険者・政府から医師・医療機関への流れに分けて考えたほうが分かりやすいです。この他、患者から医師・医療機関への直接の流れがありますが、医療には平等、不測性、患者と医師の情報ギャップという特殊性がありますので、患者からの直接の流れを、負担できる程度に制御しなければいけません。

国民から保険者・政府へのお金の流れにおける最大の課題は、どのようにして富裕者・健康者が、低所得者・病弱者の医療費を負担するかです。負担しなければ平等な医療を実現できず、総論においては異論を唱えることは少ないですが、各論となると合意を得ることは難しいです。著者は保険料・税の負担と、医療サービスの給付の関係を明確にすることが一つの対応方法であると考えます。つまり、自分が負担した分が、最終的に自分にも恩恵がある、という相対関係です。

こうした観点から、著者は保険者を都道府県単位に統合することに賛成です。県内で医療の9割は完結しており、保険者が県レベルに統合されれば、知事や議会選挙において医療が最大の争点になり、国政レベルのように経済や外交の問題によって埋没しません。限られた資源の中で、どのような分野を優先して整備するか、提供体制の効率性はどうか、他県と比べてパフォーマンスはどうか、などが問われることになります。

このように医療政策の主体が国から県に移っても、国は国民に平等な医療を提供する義務がありますので、それを担保するため、診療報酬は基本的に国が決め、委譲するのは細則に留める必要があります。また、県によって所得水準や年齢構成が異なりますので、こうした住民側の要因による医療費の負担能力と、医療費の発生の相違については、国の責任で対応する必要があります。

さらに、国保だけの統合では中途半端ですので、被用者保険も含めて統合するべきです。被用者保険と国保は確かに異なるルーツから出発しましたが、雇用形態の変化と高齢化によって、発足時には明確であった両者の相違は現在曖昧になっています。例えば、夫は正規雇用で被用者保険、妻は非正規雇用で国保、あるいは夫婦とも非正規雇用で国保という場合もあり、正規雇用の世帯主も定年退職すれば国保に移ります。

そもそも公的保険の保険者が3千以上も存在する国は他になく、そのため給付面における公平性は、非効率で複雑な対応によって実現しています。しかし、保険料の負担面については大きな格差があり、特に低所得者の多い保険者ほど保険料率は高いので、消費税よりも逆進性が高いです。

次に、保険者・政府から医師・医療機関へのお金の流れにおける最大の課題はその規模と配分です。日本では、それを決めているのが診療報酬であり、2年おきに全体予算の範囲内で、政策目標と実績に基づいてきめ細かく改定されています。利害の調整において不透明な部分もありますが、ともかく関係者が一堂に会して、公開された中医協という場で、決められた財源枠の範囲で調整が行われていることが重要です。

診療報酬の構造、及び改定のプロセスは、意図的にデザインされたわけではありませんが、結果的には医師の金銭的な報酬と、専門医として都市部の大病院で診療に当たるという非金銭的な報酬をバランスさせ、後者に優秀な医師が集中することを抑制してきました。このように制度には外見的には明らかではない合理性がありますので、科学的な根拠に基づく医療政策（Evidence-based policy）には限界があります。こうした状況で、研究者として期待するのは、国民に対する説明責任が高まることによって、政策に基づくデータ（Policy-based evidence）であっても、より学術的な根拠のあるエビデンスが採用されることです。

次に、介護についていては、介護保険は後発の制度であり、対象者も基本的に高齢者に限られていることもあって、医療ほど国民から保険者・政府へのお金の流れには大きな課題はありません。しかし、介護サービスの８割を使う75歳以上人口は増えますので、高齢者の保険料が負担する割合を見直す必要に迫られるかもしれません。今後、サ高住が整備されれば、居宅サービスの利用は増え、介護費はいっそう増えるでしょう。その際、保険者・政府から介護サービス機関へのお金の流れを制御するうえで、介護報酬には診療報酬のような役割を期待できません。

しかし、それでも著者は医療から介護に、「施設」から居宅への流れに賛成です。こうした流れを補強するために、医療としての対応のほか、生活保護と障害者の処遇をそれぞれ抜本的に見直す必要があります。しかし、これらの課題については別稿に譲り、ここでは医療と介護とでは、平等に対する対応が基本的に異なりますので、別な制度として維持する必要性を改めて強調することに留めます。

以上のように、医療・介護問題に対応するためには、原則を維持しつつ改革する必要があります。一方、妥協しなければ何も改革できませんので、両者のバランスを維持することが今後とも課題になるでしょう。

最後に、本稿を校正する段階で、規制改革会議が混合診療に対する規制を全廃し、患者と医師の合意に基づく「選択療養」の導入を2014年6月の答申に盛り込むことが報道されました。「岩盤規制の打破」というスローガンの下に実現されれば、医療の特殊性である平等に反するだけではなく、医療費の高騰を招きます。なぜなら、効能・安全性が検証されない「選択療養」が広まると、それを公的保険の給付対象にする圧力が高まるだけでなく、「選択療養」を提供できる単価の高い「高度急性期病院」にますます患者が集中するからです。

医療・介護問題においては、他の分野とは異なる政策上の対応が必要であり、医療の特殊性を理解しないで改革しようとすると、パンドラの箱を開くことになります。本書で提示した「読み解き方」に対して賛否はあるでしょうが、より深く議論するうえでいささかでも役立てば幸いです。なお、6刷の際、可能な範囲で数値等を更新しました。

著者略歴

池上直己（いけがみ・なおき）

聖路加国際大学公衆衛生大学院特任教授　慶應義塾大学名誉教授。
1949年東京都に生まれる。1975年慶應義塾大学医学部卒業。1981年医学博士。慶應義塾大学総合政策学部教授、ペンシルベニア大学訪問教授、慶應義塾大学医学部医療政策・管理学教室教授を経て現職。医療・病院管理学会理事長、医療経済学会会長、及び中医協の調査専門組織委員や終末期医療に関する意識調査等検討会委員などを歴任。

＜主な著書＞『日本の医療――統制とバランス感覚』（J.C.キャンベルと共著、中公新書、1996）、『臨床のためのQOL評価ハンドブック』（福原俊一他と編著、医学書院、2001）、『インターライ方式ケアアセスメント』（J.モリス他と編著、医学書院、2011）、『包括的で持続的な発展のためのユニバーサル・ヘルス・カバレッジ：日本からの教訓』（編著、世界銀行、2014）、『日本の医療と介護―歴史と構造、そして改革の方向性』（日本経済新聞出版社、2017）、『医療管理―病院のあり方を原点からひもとく』（医学書院、2018）

日経文庫1311

医療・介護問題を読み解く

2014年6月13日　1版1刷
2018年12月21日　　6刷

著　者　池 上 直 己
発行者　金 子　　豊
発行所　日本経済新聞出版社

https://www.nikkeibook.com/
東京都千代田区大手町1-3-7　郵便番号100-8066
電話　(03) 3270-0251（代）

印刷　広研印刷・製本　大進堂

ISBN978-4-532-11311-7

日経文庫案内（1）

〈A〉 経済・金融

1 経済指標の読み方（上） 日本経済新聞社
2 経済指標の読み方（下） 日本経済新聞社
3 貿易の知識 小峰・村田
5 外国為替の実務 三菱UFJリサーチ&コンサルティング
6 貿易為替用語辞典 東京リサーチインターナショナル
7 外国為替の知識 国際通貨研究所
8 金融用語辞典 深尾光洋
18 リースの知識 宮内義彦
19 株価の見方 日本経済新聞社
21 株式用語辞典 日本経済新聞社
22 債券取引の知識 武内浩二
24 株式公開の知識 加藤・松野
26 EUの知識 藤井良広
32 不動産用語辞典 日本不動産研究所
35 クレジットカードの知識 水上宏明
36 環境経済入門 三橋規宏
40 損害保険の知識 玉村勝彦
42 証券投資理論入門 大村・俊野
44 証券化の知識 大橋和彦
45 入門・貿易実務 椿弘次
49 通貨を読む 滝田洋一
52 石油を読む 藤和彦
56 デイトレード入門 廣重勝彦
58 中国を知る 遊川和郎
59 株に強くなる 投資指標の読み方 日経マネー
60 信託の仕組み 井上聡
61 電子マネーがわかる 岡田仁志
62 株式先物入門 廣重勝彦
64 FX取引入門 廣重・平田
65 資源を読む 柴田明夫・丸紅経済研究所
66 PPPの知識 町田裕彦
68 アメリカを知る 実哲也
69 食料を読む 鈴木・木下
70 ETF投資入門 カン・チュンド
71 レアメタル・レアアースがわかる 西脇文男
72 再生可能エネルギーがわかる 西脇文男
73 デリバティブがわかる 可児・雪上
74 金融リスクマネジメント入門 森平爽一郎
75 クレジットの基本 水上宏明
76 世界紛争地図 日本経済新聞社
77 やさしい株式投資 日本経済新聞社
78 金融入門 日本経済新聞社
79 金利を読む 滝田洋一
80 医療・介護問題を読み解く 池上直己
81 経済を見る3つの目 伊藤元重
82 国際金融の世界 佐久間浩司
83 はじめての海外個人投資 廣重勝彦
84 はじめての投資信託 吉井崇裕
85 フィンテック 柏木亮二
86 はじめての確定拠出年金 田村正之
87 銀行激変を読み解く 廉了
88 仮想通貨とブロックチェーン 木ノ内敏久
89 シェアリングエコノミーまるわかり 野口功一
90 日本経済入門 藤井彰夫

〈B〉 経営

25 在庫管理の実際 平野裕之
28 リース取引の実際 森住祐治
33 人事管理入門 今野浩一郎
41 目標管理の手引 金津健治
42 OJTの実際 寺澤弘忠
53 ISO9000の知識 中條武志
61 サプライチェーン経営入門 藤野直明
63 クレーム対応の実際 中森・竹内
67 会社分割の進め方 中村・山田
70 製品開発の知識 延岡健太郎
74 コンプライアンスの知識 髙巖
76 人材マネジメント入門 守島基博
77 チームマネジメント 古川久敬
80 パート・契約・派遣・請負の人材活用 佐藤博樹
82 CSR入門 岡本享二
83 成功するビジネスプラン 伊藤良二